DASH DIÄT FÜR ANFÄNGER

Die stressfreie Lösung, um den Blutdruck zu kontrollieren, zusätzliches Gewicht zu verlieren und die Kontrolle über Ihr Leben zurückzugewinnen

Oliver Marcus

Urheberrecht 2024 von - Alle Rechte vorbehalten.

Dieses Dokument ist darauf ausgerichtet, genaue und verlässliche Informationen zu dem behandelten Thema und der behandelten Frage zu liefern.

- Aus einer Grundsatzerklärung, die gleichermaßen von einem Komitee der American Bar Association und einem Komitee von Verlegern und Verbänden angenommen und genehmigt wurde.
Keinesfalls ist es gestattet, dieses Dokument oder Teile davon in elektronischer oder gedruckter Form zu reproduzieren, zu vervielfältigen oder zu übertragen. Alle Rechte vorbehalten.

Die hierin enthaltenen Informationen sind wahrheitsgemäß und konsistent, so dass jegliche Haftung, in Bezug auf Unachtsamkeit oder anderweitig, durch die Nutzung oder den Missbrauch der darin enthaltenen Richtlinien, Prozesse oder Anweisungen in der alleinigen und vollständigen Verantwortung des Lesers liegt. Unter keinen Umständen wird der Herausgeber rechtlich zur Verantwortung gezogen oder für irgendwelche Wiedergutmachungen, Schäden oder finanzielle Verluste verantwortlich gemacht, die direkt oder indirekt auf die hier enthaltenen Informationen zurückzuführen sind.

Alle Urheberrechte, die nicht im Besitz des Herausgebers sind, liegen bei den jeweiligen Autoren.

Die hierin enthaltenen Informationen werden ausschließlich zu Informationszwecken angeboten und sind als solche allgemein gültig. Die Präsentation der Informationen ist ohne Vertrag oder irgendeine Art von Garantiezusage. Die verwendeten Warenzeichen sind ohne jegliche Zustimmung und die Veröffentlichung des Warenzeichens erfolgt ohne Erlaubnis oder Rückendeckung des Warenzeicheninhabers. Alle Warenzeichen und Marken in diesem Buch dienen nur der Verdeutlichung und gehören den Eigentümern selbst, die nicht mit diesem Dokument verbunden sind.

TABLE OF CONTENTS

EINLEITUNG

Jedes Mal, wenn ich mich an meinen Schreibtisch setze, um mit dem Schreiben der Einleitung eines neuen Kochbuchs zu beginnen, muss ich daran denken, dass das, was ich im Begriff bin zu produzieren, zwar in Bezug auf die "Ernährungsanweisungen" anders sein wird, wie es natürlich auch sein sollte, dass aber jede gesunde Ernährung auf dem Markt genau die gleichen Grundlagen hat.

Angefangen bei der allgemein akzeptierten Vorstellung, dass "wir das Ergebnis dessen sind, was wir Tag für Tag in unseren Körper stecken". Ein einfaches Konzept, das so grundlegend ist, dass es am Ende meist übersehen wird. Und ob Sie nach dieser Regel leben oder nicht, ob Sie das Konzept begreifen oder bewusst beiseite schieben, der Zustand Ihres gegenwärtigen Wohlbefindens steht in direktem Zusammenhang mit Ihren Ernährungsgewohnheiten.

Wie das Benzin für ein Auto entscheiden auch die Lebensmittel, die wir unserem Körper zuführen, letztlich darüber, ob unser Organismus sein volles Potenzial entfalten kann oder nicht. Eine ausgewogene, gesunde und nahrhafte Ernährung führt zu Gesundheit und Wohlbefinden, während eine unausgewogene, fett-, zucker- und natriumreiche Ernährung genau in die entgegengesetzte Richtung führt.

Herzinsuffizienz, Bluthochdruck und andere Erkrankungen, die mit Bluthochdruck zusammenhängen, fallen alle unter das gleiche Dach von Krankheiten, die durch falsche Ernährungsgewohnheiten wenn nicht herbeigeführt, so doch zumindest verschlimmert werden.

Eine ziemlich bekannte Tatsache, wie ich oben erwähnt habe, die jeder im Laufe seines Lebens schon einmal gehört hat.

Und obwohl die meisten Menschen wissen, dass eine gesunde Ernährung eine wichtige Rolle für ihre Gesundheit und ihr Wohlbefinden spielt, bemühen sich nur sehr wenige Menschen, ihre Essgewohnheiten zu ändern und ihren allgemeinen Gesundheitszustand zu verbessern.

Ich weiß, dass es nie leicht ist, die Art und Weise zu ändern, wie man fast sein ganzes Leben lang gegessen hat!

Es erfordert ein hohes Maß an Unbehagen und einen Sprung ins Ungewisse, den Experten als "außerhalb unserer Komfortzone" bezeichnen.

Ja, so schwierig es auch sein mag, nur wenige Dinge sind so lohnenswert wie die bewusste Entscheidung, auf eine gesunde Ernährung umzustellen.

Genau aus diesem Grund habe ich mich entschlossen, dieses Kochbuch zu schreiben.

Ich bin fest davon überzeugt, dass jeder Mensch mit dem richtigen Wissen sein Leben zum

Besseren verändern kann. Und dass alle, die bereit sind, die notwendigen Anstrengungen zu unternehmen, durch die Befolgung der auf diesen Seiten vorgeschlagenen Schritte ihren derzeitigen Gesundheitszustand und den ihrer Angehörigen erheblich verbessern können. Angefangen bei einigen wenigen kleinen Änderungen unserer Essgewohnheiten, über eine möglichst bewusste Ernährung, die zu einem gesunden Körper und einem gelassenen Geist führt.

Wie Sie bald selbst feststellen werden, liegt der Schwerpunkt dieses Kochbuchs in der Tat darin, eine schmackhafte und gesunde Alternative zu den Ernährungsgewohnheiten aufzuzeigen, die zu den oben genannten Krankheiten führen, und die Umstellung des Verzehrs von Lebensmitteln, die Bluthochdruck verursachen, auf solche, die unserem Herz-Kreislauf-System zu Höchstleistungen verhelfen, zu empfehlen.

Wenn Sie unter Bluthochdruck, Hypertonie und anderen Herzproblemen leiden, ist es wahrscheinlich, dass Ihre ungesunde Ernährung einen großen Anteil an Ihrem derzeitigen Gesundheitszustand hat. Was Sie bisher gegessen haben, ist mitverantwortlich für Ihre derzeitige Situation, und es ist endlich an der Zeit, etwas zu ändern.

Sie können Ihre derzeitige Situation über Ihre kühnsten Träume hinaus verbessern, und alles, was Sie dazu brauchen, ist Wissen, gemischt mit Bewusstsein. Zu wissen, was man essen sollte, um sich besser zu fühlen, zu wissen, welche Lebensmittel Ihr Herz-Kreislauf-System verbessern können.

Alles beginnt hier, in diesem Buch.

Die Wahl einer natriumarmen Dash-Diät verbessert die Gesundheit Ihres Herz-Kreislauf-Systems und gibt Ihnen ein für alle Mal die Kontrolle über Ihr eigenes Leben zurück.

REDEN WIR ÜBER BLUTHOCHDRUCK

Wenn Sie die letzten 40 Jahre Ihres Lebens nicht unter einem Felsen oder in einer Höhle verbracht haben, haben Sie sicher schon einmal den Begriff "Bluthochdruck" gehört.

Herz-Kreislauf-Erkrankungen sind eine der häufigsten Todesursachen in den Vereinigten Staaten und fordern jedes Jahr Tausende von Menschenleben. Und auch wenn ein Herzinfarkt fast immer unerwartet kommt, haben die ersten Anzeichen dafür, dass unser Herz-Kreislauf-System nicht richtig funktioniert, immer etwas mit Bluthochdruck zu tun.

Um das "Center of Disease Control and Prevention" zu zitieren:

"Hoher Blutdruck, auch Hypertonie genannt, ist ein Blutdruck, der höher als normal ist. Ihr Blutdruck ändert sich im Laufe des Tages je nach Ihren Aktivitäten. Wenn die Blutdruckwerte konstant über dem Normalwert liegen, kann die Diagnose Bluthochdruck (oder Hypertonie) gestellt werden."

Wie Sie sich sicher vorstellen können, ist ein Blutdruck, der ständig über dem Normalwert liegt, sehr ernst zu nehmen, denn ein solcher Zustand stellt eine enorme Belastung für das Herz-Kreislauf-System dar und erhöht das Risiko von Herz-Kreislauf-Erkrankungen wie Herzkrankheiten, Herzinfarkt und Schlaganfall exponentiell.

Das Hauptproblem bei Bluthochdruck besteht darin, dass durch den erhöhten Druck in den Blutgefäßen die Arterien und Venen so stark geschädigt werden, dass sie ihre Elastizität verlieren und nicht mehr in der Lage sind, die richtige Menge an Blut und Sauerstoff zum Herzen zu transportieren.

Wenn er nicht behandelt wird, erhöht Bluthochdruck nicht nur das Risiko, Herzprobleme zu entwickeln, sondern kann auch zu weiteren Komplikationen mit anderen lebenswichtigen Organen wie dem Gehirn (z. B. einem Schlaganfall) und den Nieren (z. B. einer chronischen Nierenerkrankung) führen.

Ich muss nicht betonen, wie wichtig es ist, den Blutdruck unter Kontrolle zu halten, um ein gesundes Leben zu führen. Sie können es selbst sehen und diese wenigen Absätze, Bluthochdruck sollte nie unbemerkt bleiben!

Und wenn Sie eine solche Diagnose erhalten, nachdem Sie die Empfehlungen Ihres Arztes befolgt haben, ist die Überprüfung Ihrer Ernährung mit einem klinischen Auge definitiv der zweite Schritt, den Sie unternehmen sollten, um die Situation zu verbessern.

Ich bin der festen Überzeugung, dass die Ernährung ein wesentlicher Bestandteil des Lebens ist und dass der Verzehr von Lebensmitteln, die reich an Nährstoffen, Vitaminen, gesunden Fetten und Ballaststoffen sind, das Wohlbefinden eines jeden Menschen erheblich verbessern kann.

Vielleicht werden Sie nie wieder Bluthochdruck bekommen oder die Person sein, die Sie in Ihren 20ern waren, aber die gleichen Schritte zu gehen, die Sie zu schlechter Gesundheit und Krankheit geführt haben, ist sicherlich keine gute Idee.

Beginnen Sie damit, sich selbst eine Reihe von sehr einfachen Fragen zu stellen, um zu beurteilen, wie gesund (oder ungesund) Ihre Ernährung tatsächlich ist.

Wie viel Wasser trinke ich pro Tag? Wie viele meiner täglichen Portionen bestehen aus stark verarbeiteten Lebensmitteln? Ist meine tägliche Natriumzufuhr zu hoch? Esse ich so viel frisches Gemüse, wie ich sollte? Gibt es gesündere Alternativen, die ich anstelle meiner üblichen Leibspeisen zu mir nehmen könnte?

Und dann, mit einem klaren Bild von Ihrer Ernährung im Kopf, auf Entdeckungsreise gehen, um die gesündeste Ernährung zu finden, die Ihr Wohlbefinden verbessert und Sie in Richtung Gesundheit bringt.

DIE PRINZIPIEN DER DASH-DIÄT

Dash (Dietary Approaches to Stop Hypertension) ist ein flexibler und ausgewogener Ernährungsplan, der zu einem herzgesunden Ernährungsstil verhilft - ein Leben lang.

Lassen Sie uns also mit den Grundlagen beginnen! Was meinen wir mit "einen herzgesunden Ernährungsstil entwickeln, ein Leben lang"?

Wie ich schon oft gesagt habe, und auch zu Beginn dieses Buches, gehen gesunde Diäten von verschiedenen Seiten an die Ernährung heran, haben aber die gleichen Grundlagen. Bei der Dash-Diät ist das nicht anders. Ihre Säulen sind die Einschränkung von Lebensmitteln, die viel Natrium, raffinierten Zucker und gesättigte Fette enthalten, zugunsten von gesünderen Alternativen, die reich an Magnesium, Kalzium, Kalium und Ballaststoffen sind.

Das Ziel der Dash-Diät ist es, den Blutdruck durch eine gezielte Änderung der Lebensmittelauswahl und der Essgewohnheiten zu senken. Die Diät gibt es seit Ende der 1990er Jahre, und sie wurde zu einer "Sache", nachdem das "National Institute of Health" begann, Forschungsarbeiten zu finanzieren, um besser zu verstehen, welche Lebensmittel und Essgewohnheiten tatsächlich eine Wirkung auf den Blutdruck haben.

Im Laufe der Jahre haben Experten die Dash-Diät und ihre Auswirkungen auf den Menschen untersucht, und die Ergebnisse haben immer wieder gezeigt, dass dieser Ernährungsansatz sehr hilfreich ist, wenn es darum geht, den Blutdruck und den Lipoprotein-Cholesterinspiegel im Blut zu senken.

Die Dash-Diät, die als lebenslanger Ansatz für eine gesunde Ernährung gedacht ist, wurde schnell zu der von Ärzten empfohlenen Lösung, um Bluthochdruck in den Griff zu bekommen.

Und da die Dash-Diät ein lebenslanges Konzept für eine gesunde Ernährung ist, kann man mit Fug und Recht behaupten, dass es sich dabei eher um einen Lebensstil handelt als um eine schnelle Lösung mit kurzfristiger Wirkung.

Sie hilft denjenigen, die sich für ihre Grundsätze entscheiden, bei der bewussten Entscheidung für einen höheren Verzehr von frischem Gemüse, Obst, magerem Fleisch, fettarmen Milchprodukten und natriumarmen Alternativen zu den am häufigsten verwendeten Zutaten.

WIE FUNKTIONIERT ES?

Wie so oft bei nicht allzu komplizierten Konzepten liegt auch bei der Dash-Diät die Wirksamkeit in einigen wenigen einfachen und unkomplizierten Prinzipien. Diese Einfachheit ist es, die sie zu einem so wirkungsvollen Instrument zur Vorbeugung der schädlichen Auswirkungen von Bluthochdruck macht, da ihre Grundlagen von praktisch jedem leicht verstanden und umgesetzt werden können.

Angefangen bei der Auswahl der richtigen Lebensmittel und Zutaten, die den Blutdruck senken und die Funktion unseres Herz-Kreislauf-Systems verbessern.

So betont die Dash-Diät den Konsum von:

NATRIUMARME LEBENSMITTEL:

Obwohl jeder Organismus unterschiedlich auf bestimmte Inhaltsstoffe reagiert und das Wohlbefinden eines Menschen auch andere Variablen wie Alter, Genetik, Geschlecht und Lebensstil berücksichtigen muss, hat die Forschung gezeigt, dass sich eine Ernährung mit übermäßigem Natriumkonsum negativ auf die Gesundheit des Herzens auswirken kann. Die Wissenschaft ist sich einig, dass Natrium für den Anstieg des Blutdrucks im menschlichen Körper mitverantwortlich ist, und obwohl es in der richtigen Menge ein entscheidendes Element für das Wohlbefinden des Menschen ist, sollte niemand die empfohlene Tagesdosis von 2300 mg überschreiten.

Das ist leider viel leichter gesagt als getan, denn Salz ist in unserer Ernährung allgegenwärtig, vor allem wenn es sich um vorgekochte Lebensmittel handelt.

Eine der Empfehlungen der Dash-Diät lautet daher, die Mahlzeiten zu Hause zu kochen und dabei frische und rohe Zutaten wie grünes Gemüse, frisches Obst, mageres, ungewürztes Fleisch und alles andere zu bevorzugen, bei dem Sie den Natriumgehalt kontrollieren können.

FETTREDUZIERTE LEBENSMITTEL:

Ein weiterer wichtiger Bestandteil der Dash-Diät sind die stark gesättigten Fette, die dem Herz-Kreislauf-System nicht gut tun. Es ist kein Geheimnis, dass eine Ernährung, die reich an ungesunden Fetten ist, zu erhöhten Cholesterin- und Triglyceridwerten führt, die oft zu Herz-Kreislauf-Erkrankungen führen.

Ziehen Sie also beim Verzehr von Fleisch und anderen fettreichen Lebensmitteln stets unverarbeitete, magere Stücke den ungesunden Massenprodukten vor.

Allerdings sind nicht alle Arten von Fetten schädlich für unseren Organismus. Omega-3- und Omega-6-Fettsäuren, die in frischem Fisch und Nüssen enthalten sind, sind sehr hilfreich für unser Wohlbefinden und sollten immer in der Ernährung eines Menschen enthalten sein.

KALIUMREICHE LEBENSMITTEL:

Eine gute Möglichkeit, den schädlichen Auswirkungen des Natriumüberschusses entgegenzuwirken, ist der Verzehr kaliumreicher Lebensmittel. Die Forschung hat weithin gezeigt, dass Kalium eine Schlüsselkomponente für ein gesundes Herz-Kreislauf-System ist, aber Lebensmittel, die reich an diesem wertvollen Molekül sind, werden in der amerikanischen Ernährung oft am wenigsten konsumiert.

Kalium ist in Lebensmitteln wie Fisch, Bohnen, Linsen, Obst und Gemüse enthalten. Ärzte und Fachleute empfehlen eine durchschnittliche tägliche Kaliumzufuhr von 4700 mg, doch um das bestmögliche Ergebnis zu erzielen, empfehle ich, immer einen Fachmann zu konsultieren.

LEBENSMITTEL, DIE REICH AN BALLASTSTOFFEN SIND:

Ballaststoffe sind ein wunderbares Mittel zur Verbesserung des allgemeinen Wohlbefindens, denn sie haben zahlreiche Vorteile. Der Verzehr von 4 bis 5 Portionen frischem Obst und Gemüse pro Tag trägt dazu bei, den Stuhlgang zu normalisieren und die Darmgesundheit zu erhalten, senkt den Cholesterinspiegel, stabilisiert den Blutzuckerspiegel und die glykämischen Spitzenwerte, senkt die Kalorienaufnahme und vermittelt ein Sättigungsgefühl, was letztlich zu einem gesunden Verlust von überflüssigem Körpergewicht führt. Dies sind nur einige der Gründe, warum jeder aktiv ballaststoffreiche Lebensmittel in seine Ernährung einbauen sollte, denn die Forschung hat immer wieder gezeigt, welche Vorteile dies mit sich bringt. Gute Quellen für Ballaststoffe finden sich in Vollkornprodukten, Nüssen und Samen, frischem Obst und Gemüse, Bohnen, Erbsen und anderen Hülsenfrüchten.

Diese und andere herzgesunde Lebensmittel, die wenig raffinierten Zucker enthalten und reich an Nährstoffen sind, bilden die Grundlage der Dash-Diät und wirken Wunder für die Funktion Ihres Herz-Kreislauf-Systems.

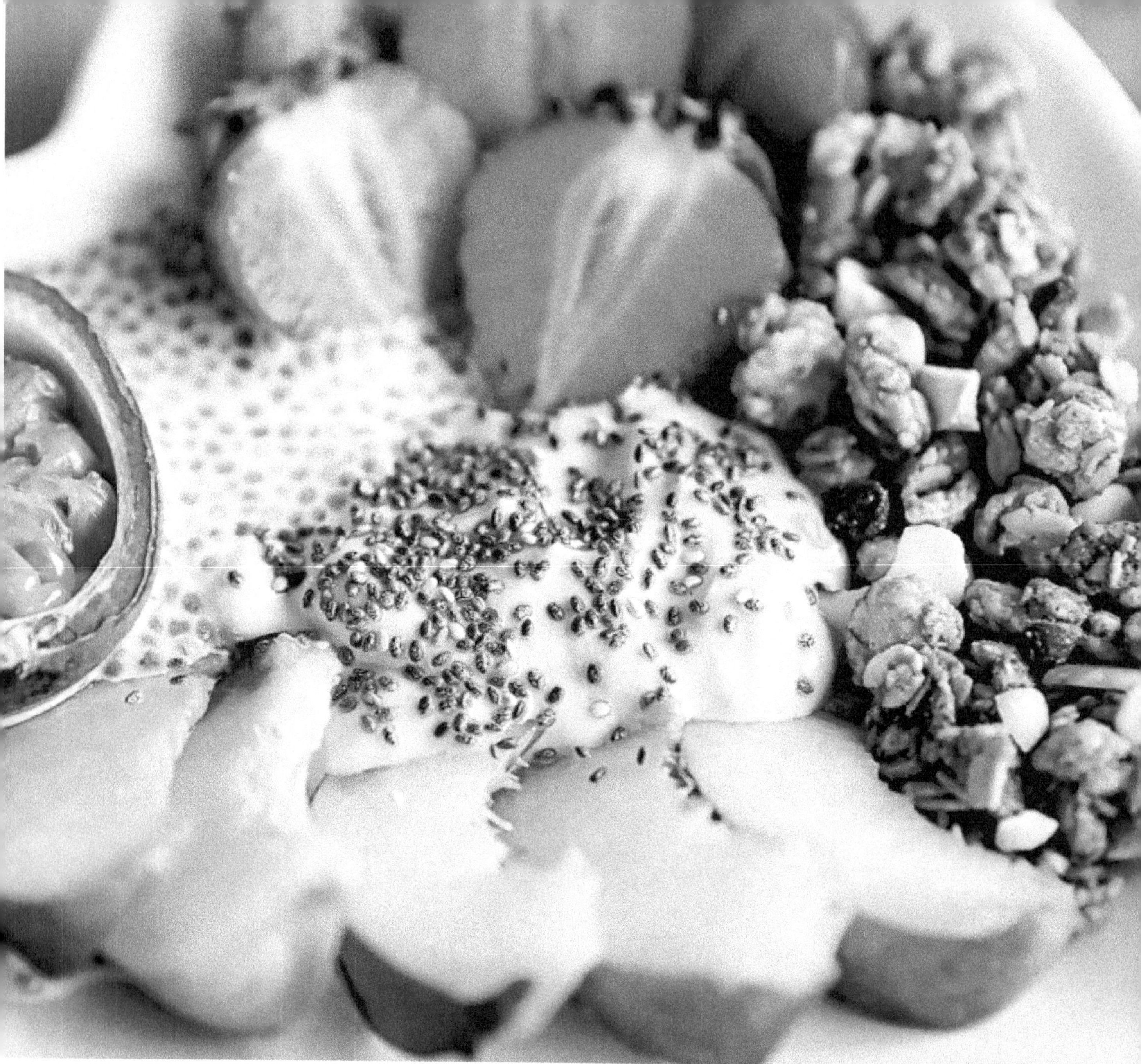

FRÜHSTÜCKSREZEPTE

OMELETT MIT SPINAT UND FETA

  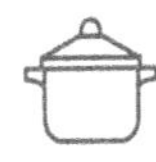

2 PORTIONEN   5 MINUTEN   10 MINUTEN

ZUTATEN:

- 4 Eier
- ½ Tasse Babyspinat
- ¼ Tasse zerbröckelter Feta-Käse
- Salz und Pfeffer nach Geschmack (optional)
- 1 Esslöffel Olivenöl extra vergine

ANLEITUNGEN:

1. In einer kleinen Schüssel Eier, Salz und Pfeffer miteinander verquirlen.
2. Natives Olivenöl extra in einer beschichteten Pfanne bei mittlerer Hitze erhitzen.
3. Spinat in die Pfanne geben und ca. 2 Minuten kochen, bis er welk ist.
4. Die Eimischung über den Spinat gießen und den Fetakäse darüber streuen.
5. Kochen, bis das Omelett fest ist, etwa 3-4 Minuten.
6. Das Omelett in der Mitte falten und servieren.

NÄHRWERTANALYSE:

Kalorien: 44; Eiweiß: 17g Fett: 19g Kohlenhydrate: 2g Ballaststoffe: 1g; Natrium: 398mg

GRIECHISCHES JOGHURT-PARFAIT

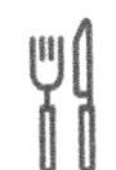  

1 PORTIONEN   5 MINUTEN   0 MINUTEN

ZUTATEN:

- 1 Tasse fettarmer griechischer Joghurt
- ¼ Tasse frische Beeren
- 2 Esslöffel gehackte Walnüsse
- 1 Esslöffel Honig

ANLEITUNGEN:

1. Griechischen Joghurt, Beeren und gehackte Walnüsse in ein Glas oder eine Schüssel schichten.
2. Honig darüber träufeln.

NÄHRWERTANALYSE:

Kalorien: 298; Eiweiß: 26g Fett: 9g Kohlenhydrate: 33g Ballaststoffe: 3g; Natrium: 75mg

PIKANTER FRÜHSTÜCKSBURRITO

2 PORTIONEN 10 MINUTEN 10 MINUTEN

ZUTATEN:

- 4 Eier
- ¼ Tasse fein gewürfelte Zwiebel
- ¼ Tasse fein gewürfelter grüner Pfeffer
- ½ Tasse schwarze Bohnen, abgetropft und abgespült
- ¼ Tasse geschredderter Cheddarkäse
- 2 Vollkorntortillas
- Salz und Pfeffer nach Geschmack (optional)

ANLEITUNGEN:

1. In einer beschichteten Pfanne die Zwiebel und den grünen Pfeffer anbraten, bis sie weich sind.
2. In einer Schüssel Eier, Salz und Pfeffer miteinander verquirlen.
3. Die Eimischung in die Pfanne geben und verrühren, bis sie durchgebraten ist oder anfängt zu stocken.
4. Schwarze Bohnen in die Pfanne geben und umrühren, bis sie sich verbinden.
5. Die Tortillas in der Mikrowelle oder im Ofen erwärmen.
6. Die Eimischung auf die beiden Tortillas verteilen.
7. Mit geriebenem Cheddar-Käse bestreuen.

NÄHRWERTANALYSE:

Kalorien: 366; Eiweiß: 25g Fett: 14g Kohlenhydrate: 39g Ballaststoffe: 9g; Natrium: 605mg

BLAUBEER-PFANNKUCHEN

  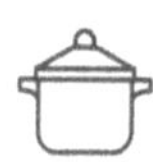

4 PORTIONEN 10 MINUTEN 15 MINUTEN

ZUTATEN:

- 1 Tasse Weizenvollkornmehl
- 2 Teelöffel Backpulver
- ¼ Teelöffel Salz
- 1 Ei
- 1 Tasse fettfreie Milch
- ½ Tasse frische Heidelbeeren
- 1 Teelöffel Vanilleextrakt
- Kochspray

ANLEITUNGEN:

1. Mehl, Backpulver und Salz in einer Schüssel verquirlen.
2. In einer separaten Schüssel die Eier verquirlen und Milch und Vanilleextrakt einrühren.
3. Die feuchten Zutaten zu den trockenen Zutaten geben und verrühren, bis sie sich gerade so verbinden.
4. Heidelbeeren unterheben.
5. Eine antihaftbeschichtete Bratpfanne bei mittlerer Hitze erhitzen und leicht mit Kochspray bestreichen.
6. Für jeden Pfannkuchen etwa ¼ Tasse des Teigs in die Pfanne geben.
7. Kochen, bis sich an der Oberfläche Blasen bilden, dann wenden und auf beiden Seiten goldbraun backen.

NÄHRWERTANALYSE:

Kalorien: 176; Eiweiß: 8g Fett: 1g Kohlenhydrate: 34g Ballaststoffe: 5g; Natrium: 307mg

AVOCADO-TOAST MIT EI

1 PORTIONEN   5 MINUTEN   5 MINUTEN

ZUTATEN:

- 1 Scheibe Vollkornbrot, getoastet
- ½ Avocado, püriert
- 1 Ei
- Salz und Pfeffer nach Geschmack (optional)
- Optionaler Belag: in dünne Scheiben geschnittene Tomate, in dünne Scheiben geschnittener Rettich, gehackte Kräuter

ANLEITUNGEN:

1. Braten Sie das Ei in einer kleinen Pfanne, bis es die gewünschte Konsistenz hat.
2. Die Avocado auf dem Toast zerdrücken und mit Salz und Pfeffer bestreuen.
3. Das Spiegelei auf den Avocado-Toast legen.
4. Nach Belieben weitere Garnierungen hinzufügen.

NÄHRWERTANALYSE:

Kalorien: 264; Eiweiß: 12g Fett: 18g Kohlenhydrate: 19g Ballaststoffe: 8g; Natrium: 250mg

OVERNIGHT OATS

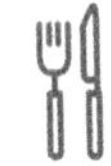  

1 PORTIONEN   5 MINUTEN   0 MINUTEN

ZUTATEN:

- ½ Tasse altmodische Haferflocken
- ½ Tasse fettfreie Milch
- ½ Banane, zerdrückt
- 1 Esslöffel Chiasamen
- 1 Teelöffel Honig
- Optionaler Belag: frische Beeren, dünn geschnittene Banane, gehackte Nüsse

ANLEITUNGEN:

1. Mischen Sie Haferflocken, Milch, Banane, Chiasamen und Honig in einem Glas oder Behälter.
2. Abdecken und über Nacht in den Kühlschrank stellen.
3. Morgens mit den gewünschten Belägen belegen.

NÄHRWERTANALYSE:

Kalorien: 296 Eiweiß: 11g Fett: 7g; Kohlenhydrate: 50g Ballaststoffe: 10g Natrium: 59mg

GEMÜSE-FRITTATA

  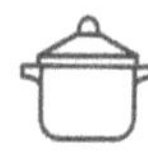

4 PORTIONEN 10 MINUTEN 20 MINUTEN

ZUTATEN:

- 6 Eier
- ½ Tasse fettfreie Milch
- ½ Zwiebel, gewürfelt
- 1 Tasse gehacktes Mischgemüse (z. B. Paprika, Zucchini und Pilze)
- ¼ Tasse geschredderter Cheddarkäse
- 1 Esslöffel natives Olivenöl extra
- Salz und Pfeffer nach Geschmack (optional)

ANLEITUNGEN:

1. In einer Schüssel Eier, Milch, Salz und Pfeffer verquirlen.
2. Natives Olivenöl extra in einer großen ofenfesten Bratpfanne bei mittlerer Hitze erhitzen.
3. Zwiebel und Mischgemüse anbraten, bis sie weich sind, etwa 5-7 Minuten.
4. Die Eimischung in die Pfanne geben und den Cheddar-Käse darüber streuen.
5. Kochen, bis die Ränder fest sind, etwa 5-7 Minuten.
6. Die Pfanne in den Ofen schieben und grillen, bis die Oberseite goldbraun und die Mitte fest ist, etwa 2-3 Minuten.
7. In Keile schneiden und servieren.

NÄHRWERTANALYSE:

Kalorien: 169; Eiweiß: 13g Fett: 10g Kohlenhydrate: 8g Ballaststoffe: 2g; Natrium: 199mg

FRÜHSTÜCK TACOS

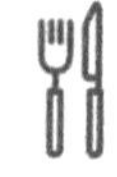  

2 PORTIONEN 10 MINUTEN 10 MINUTEN

ZUTATEN:

- 4 Maistortillas
- 4 Eier
- ½ Tasse schwarze Bohnen, abgetropft und abgespült
- ¼ Tasse Salsa
- ¼ Tasse gehackter Koriander
- 1 Esslöffel Olivenöl extra vergine
- Salz und Pfeffer nach Geschmack (optional)

ANLEITUNGEN:

1. Natives Olivenöl extra in einer beschichteten Pfanne bei mittlerer Hitze erhitzen.
2. Tortillas in der Mikrowelle oder im Ofen erwärmen.
3. In einer Schüssel Eier, Salz und Pfeffer miteinander verquirlen.
4. Die Eimischung in die Pfanne geben und verrühren, bis sie durchgebraten ist.
5. Schwarze Bohnen und Salsa in die Pfanne geben und umrühren, bis sie sich verbinden.
6. Die Eimischung auf die warmen Tortillas verteilen.
7. Mit gehacktem Koriander bestreuen

NÄHRWERTANALYSE:

Kalorien: 302 Eiweiß: 17g Fett: 11g; Kohlenhydrate: 35g Ballaststoffe: 8g Natrium: 486mg

HÜTTENKÄSE- UND OBSTTELLER

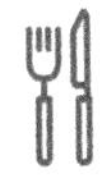  

1 PORTIONEN 5 MINUTEN 0 MINUTEN

ZUTATEN:

- ½ Tasse fettarmer Hüttenkäse
- ½ Tasse frisches Obst (z. B. Beeren oder in dünne Scheiben geschnittene Pfirsiche)
- 1 Esslöffel gehackte Nüsse
- 1 Teelöffel Honig

ANLEITUNGEN:

1. Hüttenkäse und frisches Obst auf einem Teller anrichten.
2. Mit gehackten Nüssen bestreuen.
3. Honig darüber träufeln.
4. Servieren und genießen!

NÄHRWERTANALYSE:

Kalorien: 218; Eiweiß: 16g Fett: 8g Kohlenhydrate: 22g Ballaststoffe: 3g; Natrium: 435mg

BRATPFANNE MIT SÜSSKARTOFFELN UND EIERN

  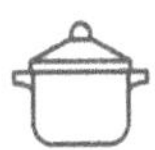

2 PORTIONEN 10 MINUTEN 20 MINUTEN

ZUTATEN:

- 1 große Süßkartoffel, geschält und fein gewürfelt
- ½ Zwiebel, gewürfelt
- 2 Knoblauchzehen, fein gehackt
- 4 Eier
- 1 Esslöffel natives Olivenöl extra
- Salz und Pfeffer nach Geschmack (optional)

ANLEITUNGEN:

1. Natives Olivenöl extra in einer großen Pfanne auf mittlerer Stufe erhitzen.
2. Süßkartoffel, Zwiebel, Knoblauch, Salz und Pfeffer hinzufügen.
3. Sautieren, bis die Süßkartoffel weich ist, etwa 10-12 Minuten.
4. In einer Schüssel Eier, Salz und Pfeffer miteinander verquirlen.
5. Die Eiermischung über die Süßkartoffelmischung in der Pfanne gießen.
6. Kochen, bis die Eier fest sind, etwa 5-7 Minuten.
7. In Keile schneiden, servieren und genießen!

NÄHRWERTANALYSE:

Kalorien: 288; Eiweiß: 14g Fett: 15g Kohlenhydrate: 24g Ballaststoffe: 4g; Natrium: 214mg

QUINOA-SCHALE ZUM FRÜHSTÜCK

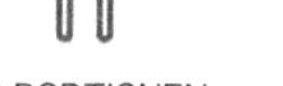

2 PORTIONEN   10 MINUTEN   20 MINUTEN

ZUTATEN:

- ½ Tasse Quinoa, abgespült und abgetropft
- 1 Tasse fettfreie Milch
- ½ Teelöffel Vanilleextrakt
- ½ Teelöffel Zimt
- ½ Tasse frische Beeren
- 2 Esslöffel gehackte Nüsse
- Optionaler Belag: Honig, griechischer Joghurt

ANLEITUNGEN:

1. Quinoa, Milch, Vanilleextrakt und Zimt in einem Kochtopf zum Kochen bringen.
2. Die Hitze auf niedrige Stufe reduzieren, abdecken und 15-20 Minuten köcheln lassen, bis die Quinoa gar ist und die Milch aufgesogen wurde.
3. Quinoa auf zwei Schüsseln aufteilen.
4. Mit frischen Beeren und gehackten Nüssen garnieren.
5. Nach Belieben mit Honig beträufeln oder griechischen Joghurt hinzufügen.

NÄHRWERTANALYSE:

Kalorien: 239; Eiweiß: 11g Fett: 7g Kohlenhydrate: 38g Ballaststoffe: 5g; Natrium: 70mg

FRÜHSTÜCKS-POWER-SMOOTHIE

1 PORTIONEN   5 MINUTEN   0 MINUTEN

ZUTATEN:

- ½ Banane
- ½ Tasse gefrorene Beeren
- ½ Tasse fettarmer griechischer Joghurt
- ¼ Tasse fettfreie Milch
- 1 Esslöffel Chiasamen
- 1 Esslöffel Honig

ANLEITUNGEN:

1. Banane, gefrorene Beeren, griechischen Joghurt, Milch, Chiasamen und Honig in einem Mixer zu einer glatten Masse verarbeiten.
2. In ein Glas gießen, servieren und genießen!

NÄHRWERTANALYSE:

Kalorien: 290; Eiweiß: 22g Fett: 4g Kohlenhydrate: 46g Ballaststoffe: 10g; Natrium: 107mg

PIKANTE FRÜHSTÜCKSSCHÜSSEL

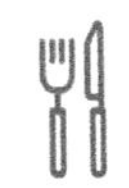  

2 PORTIONEN   10 MINUTEN   20 MINUTEN

ZUTATEN:

- 1 Tasse brauner Reis, gekocht
- ½ Zwiebel, gewürfelt
- 1 Tasse gehacktes Mischgemüse (z. B. Paprika, Zucchini und Pilze)
- 4 Eier
- 1 Esslöffel Olivenöl extra vergine
- Salz und Pfeffer nach Geschmack (optional)

ANLEITUNGEN:

1. Natives Olivenöl extra in einer großen Pfanne auf mittlerer Stufe erhitzen.
2. Zwiebel und gemischtes Gemüse hinzufügen und etwa 5–7 Minuten anbraten, bis sie weich sind.
3. Braten Sie die Eier in einer separaten Pfanne mit Antihaftbeschichtung, bis sie die gewünschte Konsistenz erreicht haben.
4. Den gekochten Reis auf zwei Schüsseln verteilen.
5. Mit dem sautierten Gemüse und einem Spiegelei belegen.
6. Nach Belieben mit Salz und Pfeffer bestreuen.

NÄHRWERTANALYSE:

Kalorien: 333 Eiweiß: 16g Fett: 12g; Kohlenhydrate: 45g Ballaststoffe: 6g
Natrium:242mg

GEBACKENE HAFERFLOCKEN

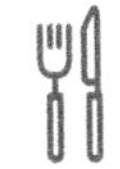  

4 PORTIONEN   10 MINUTEN   30 MINUTEN

ZUTATEN:

- 2 Tassen altmodische Haferflocken
- 1 Teelöffel Backpulver
- ½ Teelöffel Zimt
- ¼ Teelöffel Salz
- 2 Tassen fettfreie Milch
- 1 Ei
- ¼ Tasse Honig
- 1 Teelöffel Vanilleextrakt
- ½ Tasse frische Beeren

ANLEITUNGEN:

1. Den Ofen auf 350°F vorheizen und eine 8-Zoll-Backform einfetten.
2. Haferflocken, Backpulver, Zimt und Salz in einer Schüssel vermengen.
3. In einer separaten Schüssel Milch, Ei, Honig und Vanilleextrakt verquirlen.
4. Die feuchten Zutaten zu den trockenen Zutaten geben und mischen, bis sie sich verbinden.
5. Frische Beeren unterheben.
6. Die Mischung in die vorbereitete Auflaufform geben und 25–30 Minuten backen, bis sie goldbraun und fest ist.

NÄHRWERTANALYSE:

Kalorien: 276 Eiweiß: 11g Fett: 3g; Kohlenhydrate: 54g Ballaststoffe: 5g
Natrium: 279mg

FRÜHSTÜCKS-QUESADILLA

1 PORTIONEN　　**5 MINUTEN**　　**10 MINUTEN**

ZUTATEN:

- 1 Vollweizentortilla
- ½ Tasse schwarze Bohnen, abgetropft und abgespült
- 1 Ei, Rührei
- ¼ Tasse geschredderter Cheddarkäse
- Salsa und fettarmer griechischer Joghurt zum Servieren

ANLEITUNGEN:

1. Eine antihaftbeschichtete Bratpfanne bei mittlerer Hitze erhitzen.
2. Legen Sie die Tortilla in die Bratpfanne.
3. Schwarze Bohnen auf einer Tortillahälfte verteilen.
4. Mit Rührei und geriebenem Cheddarkäse belegen.
5. Falten Sie die Tortilla in der Mitte und backen Sie sie, bis der Käse geschmolzen ist und die Tortilla auf beiden Seiten goldbraun ist.
6. Mit Salsa und griechischem Joghurt servieren.

NÄHRWERTANALYSE:

Kalorien: 429; Eiweiß: 29g Fett: 18g Kohlenhydrate: 42g Ballaststoffe: 9g; Natrium: 612mg

EIER-GEMÜSE-MUFFINS

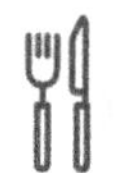  

6 PORTIONEN　　**10 MINUTEN**　　**20 MINUTEN**

ZUTATEN:

- 6 Eier
- ½ Tasse fettfreie Milch
- ½ Zwiebel, gewürfelt
- 1 Tasse gehacktes Mischgemüse (z. B. Paprika, Zucchini und Pilze)
- ½ Tasse zerkleinerter Cheddar-Käse
- Salz und Pfeffer nach Geschmack (optional)

ANLEITUNGEN:

1. Den Ofen auf 375°F vorheizen und eine Muffinform einfetten.
2. In einer Schüssel Eier, Milch, Salz und Pfeffer verquirlen.
3. Zwiebel, gemischtes Gemüse und Cheddar-Käse unterrühren.
4. Die Mischung gleichmäßig in die Muffinform geben.
5. 18-20 Minuten backen, bis die Muffins fest und oben goldbraun sind.

NÄHRWERTANALYSE:

Kalorien: 97; Eiweiß: 8g Fett: 6g Kohlenhydrate: 3g Ballaststoffe: 1g; Natrium: 133mg

MÜSLI-JOGHURT-PARFAIT

1 PORTIONEN   5 MINUTEN   0 MINUTEN

ZUTATEN:

- ½ Tasse fettarmer griechischer Joghurt
- ½ Tasse frische Beeren
- ¼ Tasse Müsli
- 1 Teelöffel Honig

ANLEITUNGEN:

1. Schichten Sie griechischen Joghurt, frische Beeren und Granola in ein Glas oder eine Schüssel.
2. Mit Honig beträufeln.

NÄHRWERTANALYSE:

Kalorien: 219 Eiweiß: 18g Fett: 2g; Kohlenhydrate: 36g Ballaststoffe: 5g
Natrium: 80mg

BAGEL MIT GERÄUCHERTEM LACHS UND EI

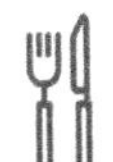  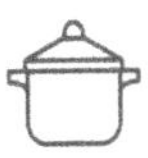

1 PORTIONEN   5 MINUTEN   5 MINUTEN

ZUTATEN:

- 1 Vollkornbrötchen, getoastet
- 2 Unzen Räucherlachs
- 1 Ei, gebraten oder als Rührei
- 1 Esslöffel Frischkäse
- Optionaler Belag: in dünne Scheiben geschnittene Tomate, rote Zwiebel, Kapern

ANLEITUNGEN:

1. Bestreichen Sie eine Hälfte des getoasteten Bagels mit Frischkäse.
2. Mit Räucherlachs und einem Spiegelei oder Rührei belegen.
3. Mit dem gewünschten Belag bestreuen.
4. Mit der anderen Hälfte des Bagels belegen.

NÄHRWERTANALYSE:

Kalorien: 355 Eiweiß: 29g Fett: 12g; Kohlenhydrate: 34g Ballaststoffe: 5g
Natrium: 870mg

GRÜNE SMOOTHIE-SCHALE

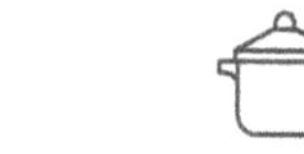

0 PORTIONEN   **0 MINUTEN**   **10 MINUTEN**

ZUTATEN:

- 1 Banane, gefroren
- 1 Tasse gefrorener Spinat
- ½ Tasse fettarmer griechischer Joghurt
- ¼ Tasse fettfreie Milch
- 1 Esslöffel Chiasamen
- Optionaler Belag: frische Beeren, dünn geschnittene Banane, gehackte Nüsse

ANLEITUNGEN:

1. Banane, gefrorenen Spinat, griechischen Joghurt, Milch und Chiasamen in einem Mixer zu einer glatten Masse verarbeiten.
2. In eine Schüssel geben und mit den gewünschten Zutaten bestreuen.

NÄHRWERTANALYSE:

Kalorien: 287; Eiweiß: 23g Fett: 6g Kohlenhydrate: 42g Ballaststoffe: 10g; Natrium: 168mg

FRÜHSTÜCKS-BURRITO

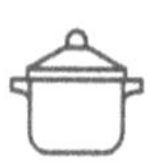

1 PORTIONEN   **10 MINUTEN**   **10 MINUTEN**

ZUTATEN:

- 1 Vollweizentortilla
- 1 Ei, Rührei
- ½ Tasse schwarze Bohnen, abgetropft und abgespült
- ¼ Avocado, in dünne Scheiben geschnitten
- ¼ Tasse Salsa
- Salz und Pfeffer nach Geschmack (optional)

ANLEITUNGEN:

1. Eine antihaftbeschichtete Bratpfanne bei mittlerer Hitze erhitzen.
2. Die Tortilla in der Bratpfanne erwärmen.
3. In der gleichen Pfanne das Ei verrühren, bis es durchgebraten ist oder anfängt zu stocken.
4. Schwarze Bohnen in die Pfanne geben und umrühren, bis sie sich verbinden.
5. Die Mischung aus Ei und schwarzen Bohnen auf die warme Tortilla geben.
6. Mit dünn geschnittener Avocado und Salsa belegen.
7. Nach Belieben mit Salz und Pfeffer bestreuen.

NÄHRWERTANALYSE:

Kalorien: 380; Eiweiß: 20g Fett: 15g Kohlenhydrate: 46g Ballaststoffe: 15g; Natrium: 698mg

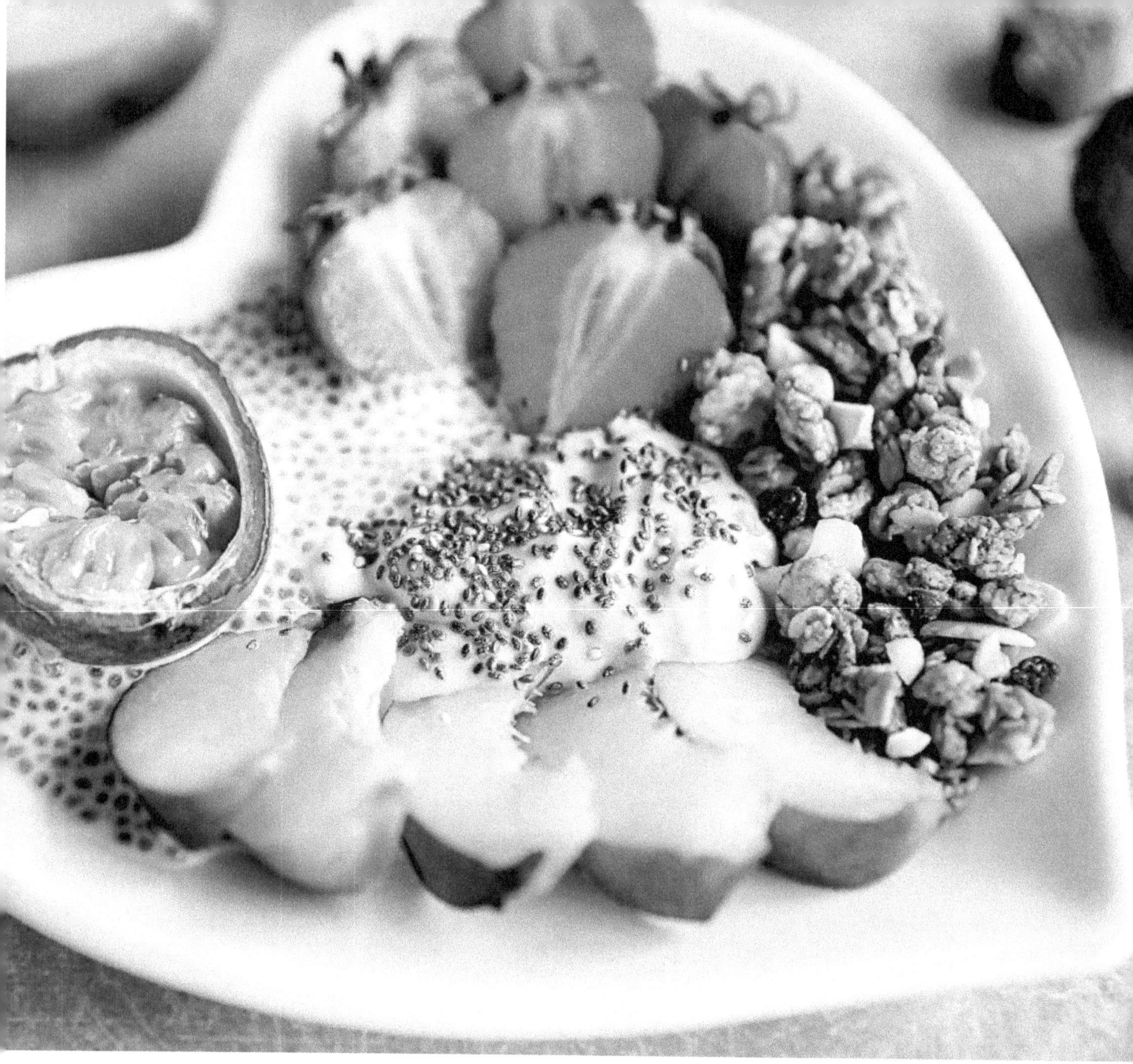

REZEPTE FÜR DAS MITTAGESSEN

GEFÜLLTE PAPRIKASCHOTEN MIT GEMÜSE

  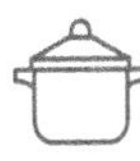

4 PORTIONEN　　**15 MINUTEN**　　**30-40 MINUTEN**

ZUTATEN:

- 4 große Paprikaschoten (beliebige Farbe)
- 1 Tasse gekochter brauner Reis
- 1 Tasse schwarze Bohnen in Dosen mit niedrigem Natriumgehalt, abgespült und abgetropft
- 1 Tasse gefrorener Mais, aufgetaut
- ½ Tasse fein gewürfelte rote Zwiebel
- ½ Tasse fein gewürfelte Tomate
- ½ Tasse geschredderter natriumarmer Mozzarella-Käse
- 1 Teelöffel Knoblauchpulver
- 1 Teelöffel gemahlener Kreuzkümmel
- ¼ Tasse gehackter frischer Koriander
- Frisch gemahlener schwarzer Pfeffer, zum Abschmecken

ANLEITUNGEN:

1. Den Ofen auf 180°C (350°F) vorheizen.
2. Von den Paprikaschoten die Köpfe abschneiden und die Kerne entfernen. Beiseite stellen.
3. In einer großen Schüssel den gekochten braunen Reis, die schwarzen Bohnen, den Mais, die Zwiebel, die Tomate, den Käse, das Knoblauchpulver, den Kreuzkümmel und den Koriander miteinander vermischen.
4. Jede Paprikaschote mit der Reismischung füllen.
5. Die gefüllten Paprikaschoten in eine Auflaufform legen und mit Folie abdecken.
6. 35-40 Minuten backen, bis die Paprikaschoten weich sind.
7. Aus dem Ofen nehmen, leicht abkühlen lassen und servieren.

NÄHRWERTANALYSE:

Kalorien: 252 Kohlenhydrate: 45g Fett: 4g; Natrium: 150mg Eiweiß: 14g

TOFU-RÜHRBRATEN MIT BRAUNEM REIS

  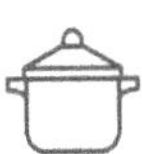

4 PORTIONEN　　**20 MINUTEN**　　**15-20 MINUTEN**

ZUTATEN:

- 14 Unzen fester Tofu, abgetropft und gewürfelt
- 1 Esslöffel natriumarme Sojasauce
- 1 Esslöffel natives Olivenöl extra
- 2 Tassen Brokkoli-Röschen
- 1 Tasse in Scheiben geschnittene Paprikaschoten (jede Farbe)
- 1 Tasse Karotten in Scheiben geschnitten
- ½ Tasse fein gewürfelte rote Zwiebel
- ¼ Tasse natriumarme Gemüsebrühe
- 2 Knoblauchzehen, gehackt
- 1 Esslöffel geriebener frischer Ingwer
- 2 Esslöffel natriumarme Sojasauce
- 1 Esslöffel Speisestärke
- 1 Esslöffel Wasser
- 2 Tassen gekochter brauner Reis
- Frisch gemahlener schwarzer Pfeffer, zum Abschmecken

ANLEITUNGEN:

1. Tofu in einer mittelgroßen Schüssel mit 1 Esslöffel natriumarmer Sojasauce vermengen. Beiseite stellen.
2. Erhitzen Sie das Olivenöl in einer großen Pfanne oder einem Wok bei mittlerer bis hoher Hitze.
3. Den marinierten Tofu in die Pfanne geben und goldbraun braten, etwa 3-4 Minuten pro Seite. Aus der Bratpfanne nehmen und beiseite stellen.
4. In dieselbe Pfanne den Brokkoli, die Paprika, die Karotten und die roten Zwiebeln geben. Unter Rühren 5-6 Minuten braten, bis das Gemüse knackig-zart ist.
5. Knoblauch und Ingwer in die Pfanne geben und weitere 1 Minute kochen.
6. In einer kleinen Schüssel die Gemüsebrühe, natriumarme Sojasauce, Maisstärke und Wasser verquirlen. Die Soße in die Pfanne gießen und gut umrühren.
7. Den Tofu wieder in die Pfanne geben und weitere 2-3 Minuten kochen, bis die Soße eingedickt ist.
8. Das Wokgericht über gekochtem braunen Reis servieren und mit frisch gemahlenem schwarzen Pfeffer würzen.

NÄHRWERTANALYSE:

Kalorien: 288 Kohlenhydrate: 44g Fett: 10g; Natrium: 320mg Eiweiß: 18g

GRIECHISCHER KICHERERBSENSALAT

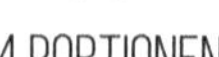

4 PORTIONEN   15 MINUTEN   0 MINUTEN

ZUTATEN:

- 1 Dose Kichererbsen (15 Unzen), abgetropft und abgespült
- 1 Salatgurke, fein gewürfelt
- 1 Pint Kirschtomaten, halbiert
- ½ rote Zwiebel, in dünne Scheiben geschnitten
- ¼ Tasse entsteinte Kalamata-Oliven, halbiert
- ¼ Tasse zerbröckelter natriumarmer Feta-Käse
- ¼ Tasse gehackte frische Petersilie
- 2 Esslöffel natives Olivenöl extra
- 2 Esslöffel frischer Zitronensaft
- Frisch gemahlener schwarzer Pfeffer, zum Abschmecken

NÄHRWERTANALYSE:

Kalorien: 292 Kohlenhydrate: 35g Fett: 12g; Natrium: 310mg Eiweiß: 11g

ANLEITUNGEN:

1. Kichererbsen, Gurken, Kirschtomaten, rote Zwiebeln, Kalamata-Oliven, Feta-Käse und Petersilie in einer großen Schüssel vermengen.
2. In einer kleinen Schüssel das Olivenöl und den Zitronensaft verquirlen. Das Dressing über den Salat gießen und durchschwenken, um es zu kombinieren.
3. Mit frisch gemahlenem schwarzem Pfeffer würzen und sofort servieren oder 1-2 Stunden in den Kühlschrank stellen, damit sich die Aromen verbinden können.

LINSEN- UND GEMÜSESUPPE MIT ROSMARIN

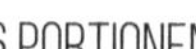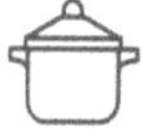

6 PORTIONEN   15 MINUTEN   40-45 MINUTEN

ZUTATEN:

- 1 Esslöffel natives Olivenöl extra
- 1 Tasse fein gewürfelte Zwiebel
- 1 Tasse fein gewürfelte Karotte
- 1 Tasse fein gewürfelter Staudensellerie
- 2 Knoblauchzehen, gehackt
- 6 Tassen natriumarme Gemüsebrühe
- 1 ½ Tassen grüne oder braune Linsen, abgespült und abgetropft
- ½ Teelöffel getrockneter Thymian
- ½ Teelöffel getrockneter Rosmarin
- 2 Lorbeerblätter
- 1 Dose fein gewürfelte Tomaten ohne Salzzusatz (14,5 oz)
- 4 Tassen gehackter Grünkohl oder Spinat
- Frisch gemahlener schwarzer Pfeffer, zum Abschmecken

NÄHRWERTANALYSE:

Kalorien: 318 Kohlenhydrate: 35g Fett: 3g; Natrium: 200mg Eiweiß: 15g

ANLEITUNGEN:

1. In einem großen Topf das Olivenöl bei mittlerer bis hoher Hitze erhitzen. Zwiebel, Karotte und Sellerie hinzufügen und 5-6 Minuten kochen, bis das Gemüse weich ist.
2. Den Knoblauch hinzufügen und weitere 1 Minute kochen.
3. Die Gemüsebrühe, die Linsen, den Thymian, den Rosmarin, die Lorbeerblätter und die fein gewürfelten Tomaten einrühren. Zum Kochen bringen, dann die Hitze reduzieren und 30-35 Minuten köcheln lassen, oder bis die Linsen weich sind.
4. Die Lorbeerblätter entfernen und den Grünkohl oder Spinat einrühren. 3 bis 4 Minuten kochen, oder bis das Grünzeug verwelkt ist.
5. Mit frisch gemahlenem schwarzen Pfeffer würzen und servieren.

MEDITERRANER QUINOA-SALAT

  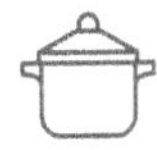

4 PORTIONEN   20 MINUTEN   15-20 MINUTEN

ZUTATEN:

- 1 Tasse ungekochte Quinoa
- 2 Tassen natriumarme Gemüsebrühe
- 1 Tasse Kirschtomaten, halbiert
- 1 Tasse gehackte Gurke
- ½ Tasse fein gewürfelte rote Zwiebel
- ¼ Tasse gehackte frische Petersilie
- ¼ Tasse gehackte frische Minze
- ¼ Tasse geschnittene Kalamata-Oliven
- ¼ Tasse zerbröckelter natriumarmer Feta-Käse
- ¼ Tasse kaltgepresstes Olivenöl
- 2 Esslöffel frischer Zitronensaft
- 1 Knoblauchzehe, gehackt
- Frisch gemahlener schwarzer Pfeffer, zum Abschmecken

ANLEITUNGEN:

1. Die Quinoa unter kaltem Wasser abspülen und gut abtropfen lassen.
2. In einem mittelgroßen Topf die Quinoa und die natriumarme Gemüsebrühe vermengen. Zum Kochen bringen, dann die Hitze reduzieren, abdecken und 15-20 Minuten köcheln lassen, bis die Quinoa weich ist und die Flüssigkeit aufgesogen wurde.
3. Vom Herd nehmen und die Quinoa auf Zimmertemperatur abkühlen lassen.
4. In einer großen Schüssel die abgekühlte Quinoa, Kirschtomaten, Gurken, rote Zwiebeln, Petersilie, Minze, Oliven und Fetakäse vermengen.
5. In einer kleinen Schüssel das Olivenöl, den Zitronensaft, den Knoblauch und den frisch gemahlenen schwarzen Pfeffer verquirlen.
6. Das Dressing über den Quinoa-Salat gießen und gut vermischen.
7. Sofort servieren oder für mindestens 1 Stunde in den Kühlschrank stellen, damit sich die Aromen verbinden.

NÄHRWERTANALYSE:

Kalorien: 268 Kohlenhydrate: 42g Fett: 15g; Natrium: 200mg Eiweiß: 10g

KICHERERBSEN-SALAT-WRAPS

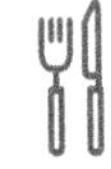  

4 PORTIONEN   15 MINUTEN   0 MINUTEN

ZUTATEN:

- 1 Dose Kichererbsen mit niedrigem Natriumgehalt, abgetropft und abgespült
- ½ Tasse fein gewürfelter Sellerie
- ½ Tasse fein gewürfelte rote Paprika
- ¼ Tasse fein gewürfelte rote Zwiebel
- ¼ Tasse gehackte frische Petersilie
- 2 Esslöffel fettarmer griechischer Joghurt
- 1 Esslöffel Dijon-Senf
- 1 Esslöffel frischer Zitronensaft
- Frisch gemahlener schwarzer Pfeffer, zum Abschmecken
- 4 Vollkorn-Wraps oder Tortillas mit niedrigem Natriumgehalt

ANLEITUNGEN:

1. In einer großen Schüssel die Kichererbsen mit einer Gabel oder einem Kartoffelstampfer grob zerdrücken.
2. Sellerie, rote Paprika, rote Zwiebeln und Petersilie in die Schüssel geben und gut vermischen.
3. In einer kleinen Schüssel den griechischen Joghurt, Dijon-Senf und Zitronensaft verquirlen. Das Dressing über die Kichererbsenmischung gießen und durchschwenken. Mit frisch gemahlenem schwarzen Pfeffer würzen.
4. Verteilen Sie den Kichererbsensalat gleichmäßig auf die Wraps oder Tortillas und rollen Sie sie dann fest zusammen.
5. Sofort servieren oder in Folie wickeln und bis zum Servieren in den Kühlschrank stellen.

NÄHRWERTANALYSE:

Kalorien: 256 Kohlenhydrate: 46g Fett: 5g; Natrium: 250mg Eiweiß: 13g

DASH DIÄT FÜR ANFÄNGER

ZUCCHINI-NUDELN MIT AVOCADO-PESTO

  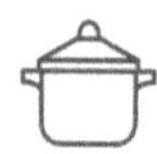

4 PORTIONEN   10 MINUTEN   0 MINUTEN

ZUTATEN:

- 4 mittelgroße Zucchini, die Enden abgeschnitten
-
- 2 reife Avocados, geschält und entkernt
- 1 Tasse frische Basilikumblätter
- ¼ Tasse natriumarme Gemüsebrühe
- 2 Esslöffel Zitronensaft
- 1 Knoblauchzehe, gehackt
- ¼ Tasse geriebener natriumarmer Parmesankäse
- Frisch gemahlener schwarzer Pfeffer, zum Abschmecken
- 1 Tasse halbierte Kirschtomaten, zum Garnieren

ANLEITUNGEN:

1. Mit einem Spiralisierer oder Julienneschäler Zucchininudeln herstellen. Beiseite stellen.
2. Avocados, Basilikum, Gemüsebrühe, Zitronensaft und Knoblauch in einer Küchenmaschine vermengen. Verarbeiten, bis die Masse glatt und cremig ist.
3. Parmesankäse und frisch gemahlenen schwarzen Pfeffer in die Küchenmaschine geben und pulsieren, bis alles gut vermischt ist.
4. In einer großen Schüssel die Zucchininudeln mit dem Avocadopesto vermischen, bis sie gleichmäßig bedeckt sind.
5. Die Zucchini-Nudeln auf 4 Teller verteilen und mit Kirschtomaten garnieren. Sofort servieren.

NÄHRWERTANALYSE:

Kalorien: 164; Eiweiß: 7g Fett: 15g Kohlenhydrate: 20g Eiweiß: 7g; Natrium: 180mg

GEBRATENER BLUMENKOHL-REIS

4 PORTIONEN   15 MINUTEN   15 MINUTEN

ZUTATEN:

- 1 mittlerer Blumenkohlkopf, in Röschen geschnitten
- 1 Esslöffel natives Olivenöl extra
- ½ Tasse fein gewürfelte Zwiebel
- ½ Tasse fein gewürfelte Karotte
- ½ Tasse gefrorene Erbsen, aufgetaut
- 2 Knoblauchzehen, gehackt
- ¼ Tasse natriumarme Sojasauce
- 2 große Eier, verquirlt
- 2 grüne Zwiebeln, in dünne Scheiben geschnitten
- Frisch gemahlener schwarzer Pfeffer, zum Abschmecken

ANLEITUNGEN:

1. Die Blumenkohlröschen in eine Küchenmaschine geben und pulsieren, bis der Blumenkohl wie Reis aussieht.
2. Das Olivenöl in einer großen Pfanne oder einem Wok bei mittlerer bis hoher Hitze erhitzen. Zwiebel und Karotte hinzugeben und 3 bis 4 Minuten braten, bis das Gemüse weich geworden ist.
3. Den Blumenkohlreis und die Erbsen in die Pfanne geben und weitere 5-6 Minuten unter gelegentlichem Rühren kochen, bis der Blumenkohl weich ist.
4. Den Knoblauch einrühren und 1 Minute lang kochen.
5. Die Blumenkohlmischung auf eine Seite der Pfanne schieben und die geschlagenen Eier auf die andere Seite geben. Unter häufigem Rühren braten, bis die Eier rührig und durchgegart sind.
6. Das Rührei unter die Blumenkohlmasse mischen, dann die natriumarme Sojasauce und die grünen Zwiebeln unterrühren. Mit frisch gemahlenem schwarzen Pfeffer würzen und sofort servieren.

NÄHRWERTANALYSE:

Kalorien: 160 Kohlenhydrate: 22g Fett: 8g; Natrium: 340mg Eiweiß: 10g

GEFÜLLTE PORTOBELLO-PILZE MIT GEMÜSE

4 PORTIONEN   20 MINUTEN   15-20 MINUTEN

ZUTATEN:

- 4 große Portobello-Pilze, ohne Stiele
- 1 Esslöffel natives Olivenöl extra
- 2 Tassen frischer Babyspinat
- 1 Tasse geschnittene weiße Champignons
- ½ Tasse fein gewürfelte rote Zwiebel
- 1 Knoblauchzehe, gehackt
- ¼ Tasse fettarmer Ricotta-Käse
- ¼ Tasse natriumarmer Parmesankäse, gerieben
- Frisch gemahlener schwarzer Pfeffer, zum Abschmecken

ANLEITUNGEN:

1. Den Ofen auf 190°C (375°F) vorheizen.
2. Die Kiemen der Portobello-Pilze mit einem Löffel entfernen und wegwerfen. Die Pilze mit der Kiemenseite nach oben auf ein Backblech legen.
3. In einer großen Pfanne das Olivenöl bei mittlerer bis hoher Hitze erhitzen. Spinat, weiße Champignons, rote Zwiebeln und Knoblauch hinzugeben. 5-6 Minuten kochen, bis das Gemüse weich ist und der Spinat verwelkt ist.
4. Die Pfanne vom Herd nehmen und den Ricottakäse und die Hälfte des Parmesans unterrühren.
5. Jede Portobello-Pilzkappe mit der Spinatmischung füllen und mit dem restlichen Parmesankäse bestreuen.
6. 15-20 Minuten backen, bis die Pilze weich sind und der Käse geschmolzen ist. Mit frisch gemahlenem schwarzen Pfeffer würzen und sofort servieren.

NÄHRWERTANALYSE:

Kalorien: 108 Kohlenhydrate: 11g Fett: 7g; Natrium: 200mg Eiweiß: 9g

SÜSSKARTOFFEL-SCHWARZBOHNEN-TACOS

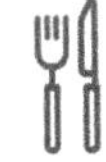  

4 PORTIONEN   20 MINUTEN   30 MINUTEN

ZUTATEN:

- 2 große Süßkartoffeln, geschält und fein gewürfelt
- 1 Esslöffel natives Olivenöl extra
- 1 Dose schwarze Bohnen mit niedrigem Natriumgehalt, gespült und abgetropft
- ½ Tasse gefrorener Mais, aufgetaut
- 1 Teelöffel gemahlener Kreuzkümmel
- 1 Teelöffel Chilipulver
- ¼ Teelöffel geräucherter Paprika
- 8 kleine Maistortillas
- 1 Avocado, geschält, entkernt und in Scheiben geschnitten
- ¼ Tasse gehackter frischer Koriander
- Frisch gemahlener schwarzer Pfeffer, zum Abschmecken

ANLEITUNGEN:

1. Den Backofen auf 400°F (200°C) vorheizen. Ein Backblech mit Pergamentpapier auslegen.
2. In einer großen Schüssel die fein gewürfelten Süßkartoffeln mit dem Olivenöl vermengen. Die Süßkartoffeln in einer einzigen Schicht auf dem vorbereiteten Backblech verteilen.
3. 25-30 Minuten backen, bis die Süßkartoffeln weich und leicht gebräunt sind, dabei nach der Hälfte der Zeit umrühren.
4. Schwarze Bohnen, Mais, Kreuzkümmel, Chilipulver und geräuchertes Paprikapulver in einem mittelgroßen Kochtopf vermengen. Bei mittlerer bis hoher Hitze 5-6 Minuten kochen, bis die Bohnen durcherhitzt sind, dabei gelegentlich umrühren.
5. Die Maistortillas nach Packungsanweisung aufwärmen.
6. Zum Anrichten der Tacos eine Schicht gebackene Süßkartoffeln auf jede Tortilla geben, gefolgt von der Mischung aus schwarzen Bohnen und Mais. Mit Avocadoscheiben und frischem Koriander belegen. Mit frisch gemahlenem schwarzen Pfeffer würzen und sofort servieren.

NÄHRWERTANALYSE:

260 Kcal, 45g carbohydrates, 8g fats, 10 Kalorien: 420 Kohlenhydrate: 56g Fett: 11g; Natrium: 250mg Eiweiß: 12gmg sodium, 6g proteins

PAPRIKASCHOTEN MIT QUINOA UND GEMÜSE

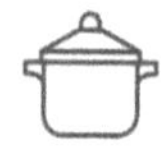

4 PORTIONEN   20 MINUTEN   40-45 MINUTEN

ZUTATEN:

- 4 große Paprikaschoten beliebiger Farbe, ohne Köpfe und ohne Kerne
- 1 Tasse ungekochte Quinoa
- 2 Tassen natriumarme Gemüsebrühe
- 1 Esslöffel natives Olivenöl extra
- ½ Tasse fein gewürfelte Zwiebel
- ½ Tasse fein gewürfelte Zucchini
- ½ Tasse fein gewürfelte rote Paprika
- ½ Tasse gefrorener Mais, aufgetaut
- ½ Tasse schwarze Bohnen in Dosen mit niedrigem Natriumgehalt, abgetropft und abgespült
- ¼ Tasse gehackter frischer Koriander
- 1 Teelöffel gemahlener Kreuzkümmel
- 1 Teelöffel Chilipulver
- Frisch gemahlener schwarzer Pfeffer, zum Abschmecken

NÄHRWERTANALYSE:

Kalorien: 330 Kohlenhydrate: 52g Fett: 6g: Natrium: 180mg Eiweiß: 13g

ANLEITUNGEN:

1. Den Ofen auf 190°C (375°F) vorheizen.
2. In einem mittelgroßen Topf die Quinoa und die natriumarme Gemüsebrühe vermengen. Zum Kochen bringen, dann die Hitze reduzieren, abdecken und 15-20 Minuten köcheln lassen, bis die Quinoa weich ist und die Flüssigkeit aufgesogen wurde.
3. In einer großen Pfanne das Olivenöl bei mittlerer bis hoher Hitze erhitzen. Zwiebel, Zucchini und fein gewürfelte rote Paprika hinzufügen. 5-6 Minuten kochen, oder bis das Gemüse weich ist.
4. Die gekochte Quinoa, den Mais, die schwarzen Bohnen, den Koriander, den Kreuzkümmel und das Chilipulver unterrühren. Mit frisch gemahlenem schwarzen Pfeffer würzen.
5. Jede Paprika mit der Quinoa-Mischung füllen und in eine Auflaufform legen.
6. 30-35 Minuten backen, oder bis die Paprika weich sind. Sofort servieren.

GEGRILLTE HÜHNER- UND GEMÜSESPIESSE

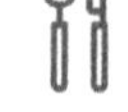

4 PORTIONEN   20 MINUTEN   16-20 MINUTEN

ZUTATEN:

- 1 Pfund entbeinte, hautlose Hühnerbrust, in 1-Zoll-Würfel geschnitten
- 1 große rote Paprika, in 1-Zoll-Stücke geschnitten
- 1 große grüne Paprika, in 1-Zoll-Stücke geschnitten
- 1 große rote Zwiebel, in 1-Zoll-Stücke geschnitten
- 2 mittelgroße Zucchini, in ½-Zoll-Ringe geschnitten
- ¼ Tasse kaltgepresstes Olivenöl
- 2 Esslöffel frischer Zitronensaft
- 2 Knoblauchzehen, gehackt
- 1 Teelöffel getrockneter Oregano
- 1 Teelöffel getrocknetes Basilikum
- Frisch gemahlener schwarzer Pfeffer, zum Abschmecken

NÄHRWERTANALYSE:

Kalorien: 360 Kohlenhydrate: 15g Fett: 16g: Natrium: 100mg Eiweiß: 27g

ANLEITUNGEN:

1. Den Grill oder die Grillpfanne auf mittlere bis hohe Hitze vorheizen.
2. Hähnchen, Paprika, rote Zwiebeln und Zucchini abwechselnd auf Spieße stecken.
3. In einer kleinen Schüssel Olivenöl, Zitronensaft, Knoblauch, Oregano, Basilikum und frisch gemahlenen schwarzen Pfeffer verquirlen.
4. Die Spieße mit der Olivenölmischung bestreichen und gleichmäßig belegen.
5. Die Spieße 8-10 Minuten pro Seite grillen, bis das Hähnchen durchgebraten und das Gemüse zart ist, dabei gelegentlich mit der Olivenölmischung bestreichen.
6. Die Spieße vom Grill nehmen und sofort servieren.

TOMATENSUPPE UND WEISSE BOHNENSUPPE

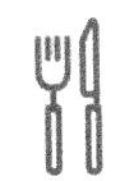  

4 PORTIONEN   10 MINUTEN   25-30 MINUTEN

ZUTATEN:

- 1 Esslöffel natives Olivenöl extra
- 1 mittelgroße Zwiebel, gewürfelt
- 2 Knoblauchzehen, gehackt
- 1 28-oz-Dose natriumarme zerdrückte Tomaten
- 3 Tassen natriumarme Gemüsebrühe
- 1 15-oz-Dose natriumarme Cannellini-Bohnen, abgetropft und gespült
- 2 Tassen gehackter frischer Spinat
- 1 Teelöffel getrocknetes Basilikum
- 1 Teelöffel getrockneter Oregano
- Frisch gemahlener schwarzer Pfeffer, zum Abschmecken

ANLEITUNGEN:

1. In einem großen Topf das Olivenöl bei mittlerer bis hoher Hitze erhitzen. Die Zwiebel hinzufügen und 4-5 Minuten lang kochen, bis sie weich ist.
2. Den Knoblauch hinzufügen und weitere 1 Minute kochen.
3. Die zerdrückten Tomaten, die Gemüsebrühe, die Cannellini-Bohnen, den Spinat, das Basilikum, den Oregano und den frisch gemahlenen schwarzen Pfeffer einrühren.
4. Die Suppe zum Kochen bringen, dann die Hitze reduzieren und 20-25 Minuten köcheln lassen.
5. Heiß servieren und nach Belieben mit frisch gemahlenem schwarzen Pfeffer bestreuen.

NÄHRWERTANALYSE:

Kalorien: 190 Kohlenhydrate: 41g Fett: 5g Natrium: 290mg Eiweiß: 12g

SALAT AUS LINSEN UND BRAUNEM REIS

  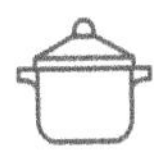

4 PORTIONEN   15 MINUTEN   40-45 MINUTEN

ZUTATEN:

- 1 Tasse ungekochter brauner Reis
- 2 Tassen natriumarme Gemüsebrühe
- 1 Tasse ungekochte grüne Linsen, abgespült und abgetropft
- 1 mittelgroße Salatgurke, fein gewürfelt
- 1 mittelgroße rote Paprika, fein gewürfelt
- ¼ Tasse gehackte frische Petersilie
- ¼ Tasse gehackte frische Minze
- ¼ Tasse kaltgepresstes Olivenöl
- 2 Esslöffel frischer Zitronensaft
- 1 Knoblauchzehe, gehackt
- Frisch gemahlener schwarzer Pfeffer, zum Abschmecken

ANLEITUNGEN:

1. In einem mittelgroßen Topf den braunen Reis und die natriumarme Gemüsebrühe vermengen. Zum Kochen bringen, dann die Hitze reduzieren und zugedeckt 40-45 Minuten köcheln lassen, bis der Reis weich ist und die Flüssigkeit aufgesogen wurde.
2. In einem anderen Topf die Linsen in 2 Tassen Wasser 20-25 Minuten kochen, bis sie weich sind. Das überschüssige Wasser abgießen und die Linsen abkühlen lassen.
3. In einer großen Schüssel den gekochten braunen Reis, die gekochten Linsen, Gurke, rote Paprika, Petersilie und Minze vermengen.
4. In einer kleinen Schüssel das Olivenöl, den Zitronensaft, den Knoblauch und den frisch gemahlenen schwarzen Pfeffer verquirlen.
5. Das Dressing über den Reis und die Linsenmischung gießen und gut durchschwenken.
6. Sofort servieren oder für mindestens 1 Stunde in den Kühlschrank stellen, damit sich die Aromen verbinden.

NÄHRWERTANALYSE:

Kalorien: 410 Kohlenhydrate: 59g Fett: 14g Natrium: 200mg Eiweiß: 16g

GEBACKENER LACHS MIT SPARGEL UND QUINOA

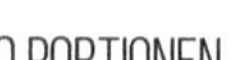

0 PORTIONEN 0 MINUTEN 10 MINUTEN

ZUTATEN:

- 4 4-Unzen-Lachsfilets
- 1 Pfund Spargel, abgeschnittene Enden
- 1 Tasse ungekochte Quinoa
- 2 Tassen natriumarme Gemüsebrühe
- 2 Esslöffel natives Olivenöl extra
- 1 Zitrone, geschält und entsaften
- 1 Knoblauchzehe, gehackt
- Frisch gemahlener schwarzer Pfeffer, zum Abschmecken

NÄHRWERTANALYSE:

Kalorien: 485 Kohlenhydrate: 38g Fett: 16g; Natrium: 200mg Eiweiß: 30g

ANLEITUNGEN:

1. Den Ofen auf 200°C (400°F) vorheizen.
2. In einem mittelgroßen Topf die Quinoa und die natriumarme Gemüsebrühe vermengen. Zum Kochen bringen, dann die Hitze reduzieren, abdecken und 15-20 Minuten köcheln lassen, bis die Quinoa weich ist und die Flüssigkeit aufgesogen wurde.
3. Ein großes Backblech mit Pergamentpapier auslegen. Die Lachsfilets und den Spargel auf das Backblech legen, wobei zwischen jedem Filet und dem Spargel etwas Platz sein sollte.
4. In einer kleinen Schüssel das Olivenöl, den Zitronensaft, die Zitronenschale, den Knoblauch und den frisch gemahlenen schwarzen Pfeffer verquirlen. Die Mischung über den Lachs und den Spargel träufeln und gleichmäßig verteilen.
5. 12-15 Minuten backen, oder bis der Lachs mit einer Gabel leicht zerfällt und der Spargel zart ist.
6. Den gebackenen Lachs und den Spargel auf dem gekochten Quinoa servieren und die restliche Sauce vom Backblech darüber geben.

SALAT AUS KICHERERBSEN UND GERÖSTETEM GEMÜSE

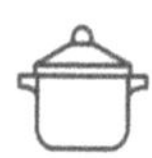

4 PORTIONEN 15 MINUTEN 25-30 MINUTEN

ZUTATEN:

- 1 mittelgroße Süßkartoffel, geschält und fein gewürfelt
- 1 mittelgroße rote Paprika, fein gewürfelt
- 1 mittelgroße Zucchini, fein gewürfelt
- 1 kleine rote Zwiebel, gewürfelt
- 2 Esslöffel natives Olivenöl extra
- 1 Dose Kichererbsen mit niedrigem Natriumgehalt, abgetropft und abgespült
- 2 Tassen Babyspinat
- ¼ Tasse gehackte frische Petersilie
- 2 Esslöffel frischer Zitronensaft
- Frisch gemahlener schwarzer Pfeffer, zum Abschmecken

NÄHRWERTANALYSE:

Kalorien: 288 Kohlenhydrate: 43g Fett: 9g; Natrium: 210mg Eiweiß: 13g

ANLEITUNGEN:

1. Den Backofen auf 400°F (200°C) vorheizen. Ein Backblech mit Pergamentpapier auslegen.
2. In einer großen Schüssel die Süßkartoffel, die rote Paprika, die Zucchini und die rote Zwiebel mit dem Olivenöl anschwenken. Das Gemüse in einer einzigen Schicht auf dem vorbereiteten Backblech verteilen.
3. Das Gemüse 25-30 Minuten braten, bis es zart und leicht gebräunt ist, dabei nach der Hälfte der Zeit umrühren.
4. In einer großen Schüssel das geröstete Gemüse, die Kichererbsen, den Spinat und die Petersilie mischen. Mit dem Zitronensaft beträufeln und mit frisch gemahlenem schwarzen Pfeffer würzen. Gut durchmischen und sofort servieren.

TRUTHAHN-WRAPS

 4 PORTIONEN

 10 MINUTEN

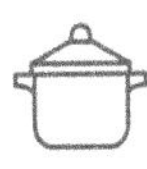 0 MINUTEN

ZUTATEN:

- 4 Vollkorntortillas
- 1 Tasse gekaufter oder selbstgemachter Hummus mit niedrigem Natriumgehalt
- 8 Scheiben natriumarmer Truthahn
- 1 Avocado, entkernt, geschält und in dünne Scheiben geschnitten
- 1 große Tomate, in dünne Scheiben geschnitten
- 2 Tassen gemischtes Grünzeug
- Frisch gemahlener schwarzer Pfeffer, zum Abschmecken

ANLEITUNGEN:

1. Die Vollkorntortillas auf eine ebene Fläche legen. Jede Tortilla mit ¼ Tasse Hummus bestreichen.
2. Jede Tortilla mit 2 Scheiben Truthahnfleisch, Avocadoscheiben, Tomatenscheiben und gemischtem Grünzeug belegen. Mit frisch gemahlenem schwarzem Pfeffer würzen.
3. Die Tortillas fest aufrollen und dabei die Ränder einschlagen. Jeden Wrap in die Hälfte schneiden und sofort servieren.

NÄHRWERTANALYSE:

Kalorien: 405; Kohlenhydrate: 40g; Fett: 20 g Natrium: 350 mg Eiweiß: 25 g

GRIECHISCHER HÜHNERSALAT MIT ZITRONE UND KRÄUTERN

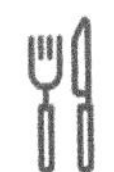 4 PORTIONEN

 15 MINUTEN

 12-16 MINUTEN

ZUTATEN:

- 1 Pfund Hühnerbrüste ohne Knochen und Haut
- ¼ Tasse kaltgepresstes Olivenöl
- 2 Esslöffel frischer Zitronensaft
- 2 Knoblauchzehen, gehackt
- 1 Teelöffel getrockneter Oregano
- 1 Teelöffel getrocknetes Basilikum
- 4 Tassen gehackter Römersalat
- 1 Tasse Kirschtomaten, halbiert
- 1 Salatgurke, geschält und fein gewürfelt
- ¼ Tasse entsteinte Kalamata-Oliven, halbiert
- ¼ Tasse natriumarmer Feta-Käse, zerbröckelt
- Frisch gemahlener schwarzer Pfeffer, zum Abschmecken

ANLEITUNGEN:

1. Den Grill oder die Grillpfanne auf mittelhohe Hitze vorheizen.
2. In einer kleinen Schüssel das Olivenöl, den Zitronensaft, den Knoblauch, den Oregano und das Basilikum miteinander verquirlen. Die Hähnchenbrüste mit der Marinade würzen, dabei etwas für das Salatdressing zurückbehalten.
3. Das Hähnchen 6-8 Minuten pro Seite grillen, bis es durchgebraten ist und in der Mitte nicht mehr rosa ist. Vom Grill nehmen und vor dem Aufschneiden ein paar Minuten ruhen lassen.
4. In einer großen Schüssel den Römersalat, die Kirschtomaten, die Gurken, die Kalamata-Oliven und den Feta-Käse vermengen. Mit der reservierten Marinade beträufeln und durchschwenken. Mit frisch gemahlenem schwarzen Pfeffer würzen.
5. Den Salat auf 4 Teller verteilen und jeweils mit gegrillten Hähnchenscheiben belegen. Sofort servieren.

NÄHRWERTANALYSE:

Kalorien: 305; Kohlenhydrate: 14g; Fett: 22 g Natrium: 370 mg Eiweiß: 30 g

GEBRATENER BLUMENKOHLREIS MIT SHRIMPS

4 PORTIONEN   20 MINUTEN   15 MINUTEN

ZUTATEN:

- 1 mittlerer Blumenkohlkopf, in Röschen geschnitten
- 2 Esslöffel Olivenöl extra vergine
- 1 Pfund rohe Garnelen, geschält und entdarmt
- 1 kleine Zwiebel, fein gewürfelt
- ½ Tasse fein gewürfelte Möhren
- ½ Tasse gefrorene Erbsen, aufgetaut
- 2 Knoblauchzehen, gehackt
- 2 große, leicht geschlagene Eier
- 2 Esslöffel natriumarme Sojasauce
- ¼ Tasse gehackte grüne Zwiebeln
- Frisch gemahlener schwarzer Pfeffer, zum Abschmecken

NÄHRWERTANALYSE:

Kalorien: 253 Kohlenhydrate: 20g Fett: 13g; Natrium: 480mg Eiweiß: 29g

ANLEITUNGEN:

1. Die Blumenkohlröschen in eine Küchenmaschine geben und pulsieren, bis sie wie Reiskörner aussehen. Beiseite stellen.
2. 1 Esslöffel Olivenöl in einer großen Pfanne oder einem Wok bei mittlerer bis hoher Hitze erhitzen. Die Garnelen hineingeben und 2-3 Minuten pro Seite braten, bis sie rosa und durchgebraten sind. Die Garnelen auf einen Teller geben und beiseite stellen.
3. In derselben Pfanne den restlichen 1 Esslöffel Olivenöl erhitzen. Die Zwiebel und die Karotten hinzufügen und 4-5 Minuten kochen, bis sie weich sind. Die Erbsen und den Knoblauch hinzufügen und weitere 1-2 Minuten kochen.
4. Das Gemüse auf eine Seite der Pfanne schieben und die verquirlten Eier auf die leere Seite geben. Unter gelegentlichem Rühren braten, bis die Eier rührig sind.
5. Den Blumenkohlreis und die gekochten Garnelen unterrühren. Mit der natriumarmen Sojasauce beträufeln und 2 bis 3 Minuten kochen, bis der Blumenkohlreis durcherhitzt ist.
6. Vom Herd nehmen und die Frühlingszwiebeln unterrühren. Mit frisch gemahlenem schwarzen Pfeffer würzen und sofort servieren.

ZIEGENKÄSE-FRITTATA MIT GEMÜSE

  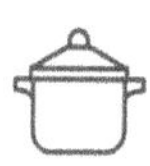

4 PORTIONEN   15 MINUTEN   20-25 MINUTEN

ZUTATEN:

- 1 Esslöffel natives Olivenöl extra
- 1 kleine Zwiebel, gewürfelt
- 2 Tassen geschnittene Cremini-Pilze
- 2 Tassen Babyspinat
- 8 große Eier
- ¼ Tasse Milch
- ¼ Tasse zerbröckelter Ziegenkäse
- Frisch gemahlener schwarzer Pfeffer, zum Abschmecken

NÄHRWERTANALYSE:

Kalorien: 228 Kohlenhydrate: 8g Fett: 15g; Natrium: 230mg Eiweiß: 18g

ANLEITUNGEN:

1. Den Ofen auf 190°C (375°F) vorheizen.
2. In einer ofenfesten Pfanne (10 Zoll) das Olivenöl bei mittlerer bis hoher Hitze erhitzen. Die Zwiebel hinzugeben und 3-4 Minuten kochen, bis sie weich ist.
3. Die Pilze hinzufügen und weitere 4-5 Minuten kochen, bis sie gebräunt und zart sind.
4. Den Spinat einrühren und kochen, bis er verwelkt ist, etwa 1-2 Minuten.
5. In einer großen Schüssel die Eier und die Milch verquirlen. Die Eimischung über das Gemüse in der Pfanne gießen. Den Ziegenkäse darüber streuen und mit frisch gemahlenem schwarzen Pfeffer würzen.
6. 4-5 Minuten bei mittlerer Hitze kochen, bis die Ränder anfangen, fest zu werden.
7. Die Pfanne in den vorgeheizten Ofen schieben und 10-12 Minuten backen, bis die Frittata in der Mitte fest und leicht golden ist.
8. Aus dem Ofen nehmen und ein paar Minuten abkühlen lassen, bevor man ihn in Scheiben schneidet und serviert.

LO-SO MAC N' CHEESE

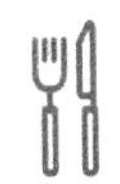  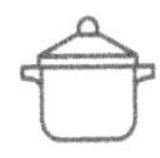

3 PORTIONEN   5 MINUTEN   30 MINUTEN

ZUTATEN:

- 2 Tassen trockene Makkaroni-Nudeln
- 2 Esslöffel ungesalzene Butter
- 2 Esslöffel Allzweckmehl
- ½ Teelöffel lo-so trockener Senf
- ⬚ Teelöffel Knoblauchpulver
- 1 Tasse fettarme Milch
- 2 Esslöffel Nährhefe
- 1 oz. geriebener Mozzarella-Käse
- 1 oz. generischer Frischkäse

ANLEITUNGEN:

1. Die Makkaroni nach Packungsangabe kochen (ohne Salz im Wasser).
2. Eine kleine Bratpfanne auf dem Herd auf kleiner Flamme erhitzen und die ungesalzene Butter zum Schmelzen bringen. Dann das Allzweckmehl, das Knoblauchpulver und den trockenen Senf hinzugeben und verrühren. 5 Minuten kochen lassen, bis die Mischung glatt und cremig ist.
3. Die Milch in die Pfanne geben, etwa ¼ Tasse auf einmal, um sicherzustellen, dass sie gut vermischt ist. Sobald die gesamte Milch in die Mischung gegeben wurde, 2 Minuten lang rühren und zum Kochen bringen.
4. Die Hefe, den Frischkäse und den geriebenen Mozzarella-Käse dazugeben und weiterrühren, bis der Käse vollständig geschmolzen ist. Vom Herd nehmen und beiseite stellen.
5. Die Makkaroni abgießen und die Käsemischung unterrühren.
6. Servieren und genießen!

NÄHRWERTANALYSE:

Kalorien: 427 Kohlenhydrate: 60g Fett: 14g; Natrium: 123mg Eiweiß: 17g

GEGRILLTES GEMÜSE UND QUINOA

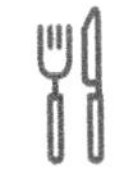  

4 PORTIONEN   20 MINUTEN   30-35 MINUTEN

ZUTATEN:

- 4 große Paprikaschoten, der Länge nach halbiert und entkernt
- 1 Tasse ungekochte Quinoa
- 2 Tassen natriumarme Gemüsebrühe
- 1 mittelgroße Zucchini, fein gewürfelt
- 1 mittelgroßer gelber Kürbis, fein gewürfelt
- 1 kleine rote Zwiebel, fein gewürfelt
- 1 Esslöffel natives Olivenöl extra
- ¼ Tasse gehackter frischer Koriander
- ¼ Tasse natriumarmer Feta-Käse, zerbröckelt
- Frisch gemahlener schwarzer Pfeffer, zum Abschmecken

ANLEITUNGEN:

1. Den Grill oder die Grillpfanne auf mittlere Hitze vorheizen.
2. In einem mittelgroßen Topf die Quinoa und die natriumarme Gemüsebrühe vermengen. Zum Kochen bringen, dann die Hitze reduzieren, abdecken und 15-20 Minuten köcheln lassen, bis die Quinoa weich ist und die Flüssigkeit aufgesogen wurde.
3. In einer großen Schüssel die Zucchini, den gelben Kürbis und die rote Zwiebel mit dem Olivenöl anschwenken. Das Gemüse 3-4 Minuten pro Seite grillen, bis es zart und leicht verkohlt ist. Vom Grill nehmen und leicht abkühlen lassen, bevor es in kleine Stücke gehackt wird.
4. In einer großen Schüssel die gekochte Quinoa, das gegrillte Gemüse, den Koriander und den Feta-Käse vermengen. Mit frisch gemahlenem schwarzen Pfeffer würzen und gut vermischen.
5. Jede Paprikahälfte mit der Quinoa-Mischung füllen. Die gefüllten Paprikahälften 6-8 Minuten grillen, oder bis die Paprikahälften weich sind und die Füllung durcherhitzt ist. Sofort servieren.

NÄHRWERTANALYSE:

Kalorien: 342 Kohlenhydrate: 49g Fett: 10g; Natrium: 280mg Eiweiß: 14g

CURRY AUS LINSEN UND SÜSSKARTOFFELN

  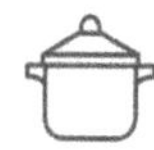

4 PORTIONEN   15 MINUTEN   35-40 MINUTEN

ZUTATEN:

- 1 Esslöffel natives Olivenöl extra
- 1 kleine Zwiebel, gewürfelt
- 2 Knoblauchzehen, gehackt
- 1 Esslöffel Currypulver
- 1 Teelöffel gemahlener Kreuzkümmel
- ½ Teelöffel gemahlener Kurkuma
- ½ Teelöffel gemahlener Ingwer
- ¼ Teelöffel Cayennepfeffer (wahlweise)
- 1 Dose natriumarme, fein gewürfelte Tomaten (14 oz)
- 1 mittelgroße Süßkartoffel, geschält und fein gewürfelt
- 1 Tasse grüne Linsen, abgespült und abgetropft
- 3 Tassen natriumarme Gemüsebrühe

NÄHRWERTANALYSE:

Kalorien: 329; Kohlenhydrate: 53g; Fett: 5 g Natrium: 260mg Eiweiß: 18g

ANLEITUNGEN:

1. In einem großen Topf das Olivenöl bei mittlerer bis hoher Hitze erhitzen. Die Zwiebel hinzufügen und 4-5 Minuten lang kochen, bis sie weich ist.
2. Knoblauch, Currypulver, Kreuzkümmel, Kurkuma, Ingwer und Cayennepfeffer (falls verwendet) in den Topf geben und unter ständigem Rühren 1-2 Minuten kochen, bis sie duften.
3. Die fein gewürfelten Tomaten, die Süßkartoffel, die Linsen und die Gemüsebrühe einrühren. Zum Kochen bringen, dann die Hitze reduzieren, abdecken und 25-30 Minuten köcheln lassen, bis die Linsen und die Süßkartoffel weich sind.
4. Servieren Sie das Curry mit gekochtem braunem Reis oder mit Vollkorn-Naan, falls gewünscht.

ASIATISCHE HÄHNCHEN-SALAT-RÖLLCHEN

4 PORTIONEN   15 MINUTEN   15 MINUTEN

ZUTATEN:

- 1 Pfund gemahlenes Hühnerfleisch
- 1 Esslöffel natives Olivenöl extra
- 1 kleine Zwiebel, fein gewürfelt
- 2 Knoblauchzehen, gehackt
- ¼ Tasse natriumarme Sojasauce
- 2 Esslöffel Hoisin-Sauce
- 1 Esslöffel Reisessig
- 1 Esslöffel frisch geriebener Ingwer
- ¼ Teelöffel zerstoßene rote Pfefferflocken (optional)
- 1 8-oz-Dose Wasserkastanien, abgetropft und fein gewürfelt
- 3 grüne Zwiebeln, in dünne Scheiben geschnitten
- 1 Kopf Bibb- oder Boston-Salat, Blätter getrennt

NÄHRWERTANALYSE:

Kalorien: 270 Kohlenhydrate: 20g Fett: 10g; Natrium: 430mg Eiweiß: 25g

ANLEITUNGEN:

1. In einer großen Pfanne das Olivenöl bei mittlerer bis hoher Hitze erhitzen. Das gemahlene Hähnchenfleisch hinzufügen und mit einem Löffel 5-6 Minuten braten, bis es durchgebraten und nicht mehr rosa ist. Das gekochte Huhn auf einen Teller geben und beiseite stellen.
2. Die Zwiebel in dieselbe Pfanne geben und 3-4 Minuten kochen, bis sie weich ist. Den Knoblauch hinzufügen und weitere 1-2 Minuten kochen, bis er duftet.
3. In einer kleinen Schüssel die natriumarme Sojasauce, die Hoisin-Sauce, den Reisessig, den Ingwer und die zerstoßenen roten Pfefferflocken (falls verwendet) verquirlen. Die Soße über die Zwiebeln und den Knoblauch in der Pfanne gießen und 2-3 Minuten kochen, bis sie leicht eingedickt sind.
4. Das gekochte Hühnerfleisch und die Wasserkastanien unterrühren und weitere 2 bis 3 Minuten kochen, bis sie durchgebraten sind.
5. Vom Herd nehmen und die Frühlingszwiebeln einrühren.
6. Zum Servieren die Hähnchenmischung in die Salatblätter geben und wie einen Taco zusammenklappen.

SALAT AUS GERÖSTETEN RÜBEN UND ZIEGENKÄSE

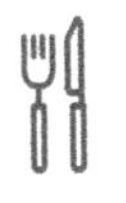  

4 PORTIONEN   20 MINUTEN   50-60 MINUTEN

ZUTATEN:

- 4 mittelgroße Rüben, geschrubbt und geputzt
- 1 Esslöffel natives Olivenöl extra
- ¼ Tasse Balsamico-Essig
- ¼ Tasse kaltgepresstes Olivenöl
- 1 Teelöffel Honig
- 1 Teelöffel Dijon-Senf
- 6 Tassen gemischtes Grünzeug
- ¼ Tasse zerbröckelter Ziegenkäse
- ¼ Tasse gehackte Walnüsse, geröstet
- Frisch gemahlener schwarzer Pfeffer, zum Abschmecken

NÄHRWERTANALYSE:

Kalorien: 264 Kohlenhydrate: 15g Fett: 20g; Natrium: 180mg Eiweiß: 6g

ANLEITUNGEN:

1. Den Ofen auf 400°F (200°C) vorheizen. Jede Rübe in Alufolie wickeln und auf ein Backblech legen. 50-60 Minuten rösten, oder bis sie weich sind, wenn man sie mit einer Gabel durchsticht. Aus dem Ofen nehmen, abkühlen lassen und die Rüben schälen und in Scheiben schneiden.
2. In einer kleinen Schüssel den Balsamico-Essig, ¼ Tasse natives Olivenöl extra, Honig und Dijon-Senf verquirlen.
3. In einer großen Schüssel das gemischte Grünzeug mit dem Dressing vermischen, bis es gleichmäßig bedeckt ist.
4. Verteilen Sie das angemachte Grünzeug auf 4 Teller. Auf jeden Teller die in Scheiben geschnittene Rote Bete, den zerbröckelten Ziegenkäse und die gerösteten Walnüsse geben. Mit frisch gemahlenem schwarzen Pfeffer würzen und sofort servieren.

TOMATENSUPPE MIT WEISSEM BOHNENPESTO

4 PORTIONEN   10 MINUTEN   30 MINUTEN

ZUTATEN:

- 1 Esslöffel natives Olivenöl extra
- 1 kleine Zwiebel, gewürfelt
- 2 Knoblauchzehen, gehackt
- 1 28-oz-Dose natriumarme zerdrückte Tomaten
- 1 15-oz-Dose Cannellini-Bohnen, abgetropft und abgespült
- 4 Tassen natriumarme Gemüsebrühe
- ¼ Tasse zubereitetes Pesto
- Frisch gemahlener schwarzer Pfeffer, zum Abschmecken

NÄHRWERTANALYSE:

Kalorien: 281 Kohlenhydrate: 38g Fett: 9g; Natrium: 490mg Eiweiß: 12g

ANLEITUNGEN:

1. In einem großen Topf das Olivenöl bei mittlerer bis hoher Hitze erhitzen. Die Zwiebel hinzufügen und 4-5 Minuten lang kochen, bis sie weich ist.
2. Den Knoblauch hinzufügen und weitere 1-2 Minuten kochen, bis er duftet.
3. Die zerdrückten Tomaten, die Cannellini-Bohnen und die Gemüsebrühe einrühren. Zum Kochen bringen, dann die Hitze reduzieren, abdecken und 20 Minuten köcheln lassen.
4. Das vorbereitete Pesto einrühren und mit frisch gemahlenem schwarzen Pfeffer würzen. Weitere 5 Minuten oder bis zum Durchwärmen kochen.
5. Servieren Sie die Suppe mit etwas Parmesankäse und nach Belieben mit knusprigem Vollkornbrot.

LACHS-SPARGEL-FOLIENPAKETE

4 PORTIONEN   10 MINUTEN   15-20 MINUTEN

ZUTATEN:

- 4 6-oz Lachsfilets
- 1 Pfund Spargel, gestutzt
- 1 Esslöffel natives Olivenöl extra
- 2 Esslöffel frischer Zitronensaft
- 1 Esslöffel gehackter frischer Dill
- Frisch gemahlener schwarzer Pfeffer, zum Abschmecken

ANLEITUNGEN:

1. Den Backofen auf 400°F (200°C) vorheizen.
2. Schneiden Sie vier große Stücke Alufolie zurecht und legen Sie sie flach auf die Arbeitsfläche. Ein Lachsfilet in die Mitte jedes Folienstücks legen und den Spargel um den Lachs herum anordnen.
3. In einer kleinen Schüssel das Olivenöl, den Zitronensaft und den Dill verquirlen. Die Mischung gleichmäßig über jedes Lachsfilet und den Spargel träufeln.
4. Mit frisch gemahlenem schwarzen Pfeffer würzen und die Alufolie über den Lachs und den Spargel falten und die Ränder fest verschließen.
5. Die Folienpakete auf ein Backblech legen und 15-20 Minuten backen, oder bis der Lachs durchgebraten ist und sich mit einer Gabel leicht lösen lässt.
6. Die Folienpakete vorsichtig öffnen und sofort servieren.

NÄHRWERTANALYSE:

Kalorien: 307; Kohlenhydrate: 7g; Fett: 15g Natrium: 80mg Eiweiß: 36g

GEBRATENER BLUMENKOHL-REIS MIT TOFU

0 PORTIONEN   0 MINUTEN   10 MINUTEN

ZUTATEN:

- 1 mittlerer Blumenkohlkopf, in Röschen geschnitten
- 1 Esslöffel natives Olivenöl extra
- 1 kleine Zwiebel, fein gewürfelt
- 2 Knoblauchzehen, gehackt
- ½ Tasse tiefgekühlte Erbsen und Karotten, aufgetaut
- 8 oz extra-fester Tofu, abgetropft und gewürfelt
- ¼ Tasse natriumarme Sojasauce
- ¼ Tasse gehackte grüne Zwiebeln
- Frisch gemahlener schwarzer Pfeffer, zum Abschmecken

ANLEITUNGEN:

1. Die Blumenkohlröschen in eine Küchenmaschine geben und pulsieren, bis sie die Konsistenz von Reis haben. Beiseite stellen.
2. In einer großen Pfanne oder einem Wok das Olivenöl bei mittlerer bis hoher Hitze erhitzen. Die Zwiebel hinzugeben und 3-4 Minuten kochen, bis sie weich ist.
3. Den Knoblauch hinzufügen und weitere 1-2 Minuten kochen, bis er duftet.
4. Den Blumenkohlreis, die Erbsen und Karotten sowie den gewürfelten Tofu einrühren. Unter gelegentlichem Rühren 5-7 Minuten kochen, bis der Blumenkohl weich und der Tofu durcherhitzt ist.
5. Die natriumarme Sojasoße einrühren und weitere 2-3 Minuten kochen, bis sie durcherhitzt ist.
6. Vom Herd nehmen und die Frühlingszwiebeln unterrühren. Mit frisch gemahlenem schwarzen Pfeffer würzen und sofort servieren.

NÄHRWERTANALYSE:

Kalorien: 229; Kohlenhydrate: 22; Fett: 9g Natrium: 460mg Eiweiß: 15 g

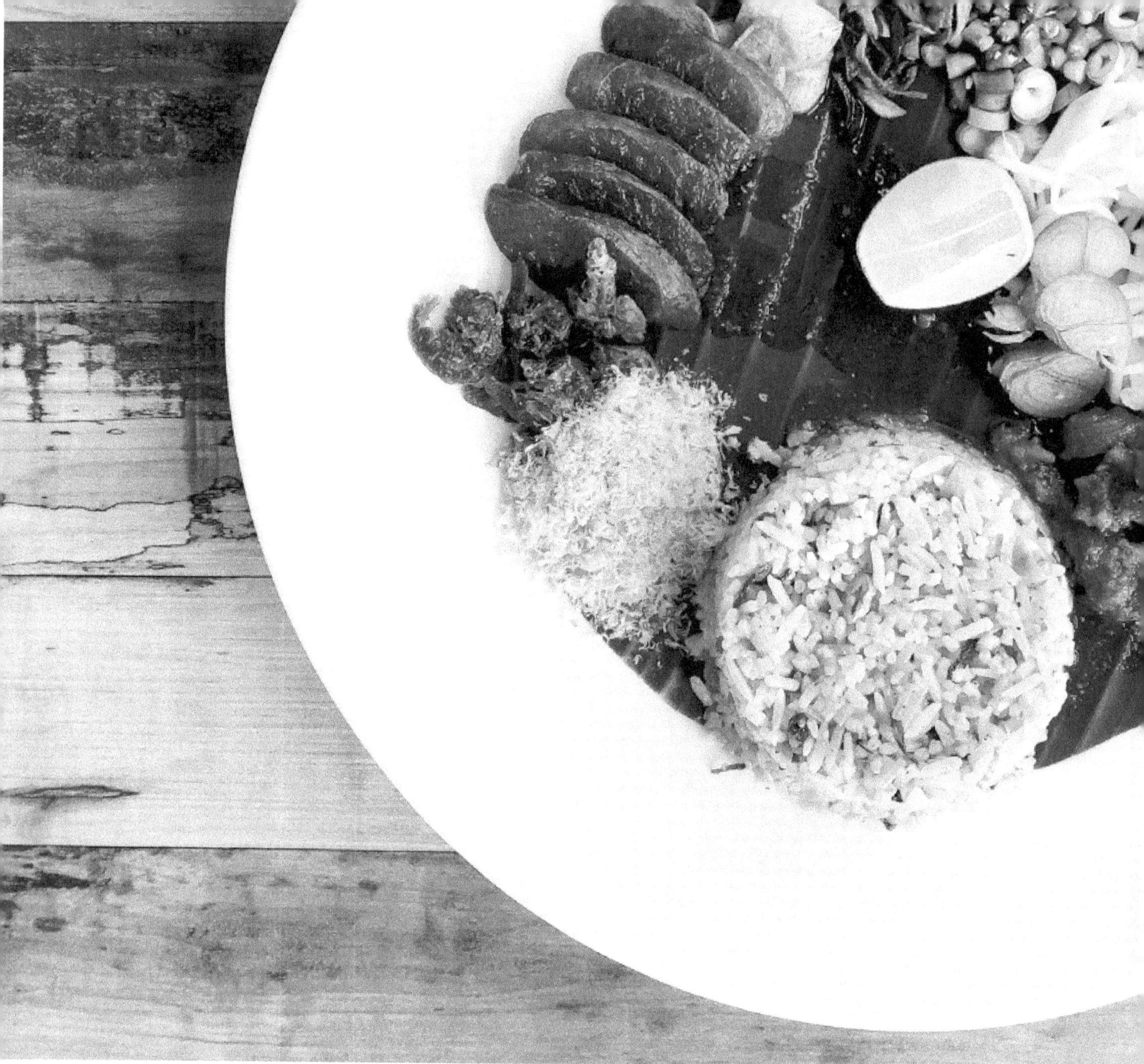

REZEPTE FÜR DAS ABENDESSEN

GEGRILLTES HUHN UND QUINOA-SALAT

4 PORTIONEN   **15 MINUTEN**   **10-12 MINUTEN**

ZUTATEN:

- 4 Hühnerbrüste ohne Knochen und Haut (etwa 1 Pfund)
- 2 Esslöffel Olivenöl
- 1 Esslöffel frischer Zitronensaft
- 1 Teelöffel getrocknetes Basilikum
- 1 Teelöffel getrockneter Oregano
- ½ Teelöffel Knoblauchpulver
- ¼ Teelöffel schwarzer Pfeffer
- 2 Tassen gekochte Quinoa
- 1 Tasse Kirschtomaten, halbiert
- 1 Tasse Gurke, gewürfelt
- ¼ Tasse rote Zwiebel, in dünne Scheiben geschnitten
- ¼ Tasse frische Petersilie, gehackt
- ¼ Tasse frische Minze, gehackt
- 2 Esslöffel Rotweinessig

ANLEITUNGEN:

1. In einer kleinen Schüssel Olivenöl, Zitronensaft, Basilikum, Oregano, Knoblauchpulver und schwarzen Pfeffer verquirlen.
2. Die Hähnchenbrüste in eine flache Schale legen und mit der Marinade übergießen. Für 30 Minuten bis 1 Stunde in den Kühlschrank stellen.
3. Den Grill auf mittlere bis hohe Hitze vorheizen. Das Hähnchen 5-6 Minuten pro Seite grillen oder bis es durchgegart ist (Innentemperatur von 165°F). Vor dem Aufschneiden 5 Minuten ruhen lassen.
4. Quinoa, Kirschtomaten, Gurken, rote Zwiebeln, Petersilie, Minze und Rotweinessig in einer großen Schüssel vermengen. Durchschwenken, um alles zu vermengen.
5. Gegrilltes Hähnchen auf Quinoa-Salat servieren.

NÄHRWERTANALYSE:

Kalorien 375 Kohlenhydrate: 28g Fett: 10g; Natrium: 125mg Eiweiß: 30g

GEBACKENER LACHS MIT MANGO-SALSA

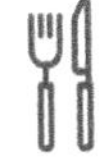  

4 PORTIONEN   **20 MINUTEN**   **12-15 MINUTEN**

ZUTATEN:

- 4 Lachsfilets (je 4-6 Unzen)
- 1 Esslöffel Olivenöl
- ¼ Teelöffel schwarzer Pfeffer
- 1 große reife Mango, geschält und fein gewürfelt
- ¼ Tasse rote Paprika, fein gewürfelt
- ¼ Tasse rote Zwiebel, fein gehackt
- ¼ Tasse frischer Koriander, gehackt
- 1 Jalapeño, entkernt
- 2 Esslöffel frischer Limettensaft
- ¼ Teelöffel Salz (wahlweise)

ANLEITUNGEN:

1. Den Ofen auf 400°F vorheizen. Ein Backblech mit Pergamentpapier auslegen.
2. Die Lachsfilets auf das vorbereitete Backblech legen. Mit Olivenöl beträufeln und mit schwarzem Pfeffer würzen.
3. 12-15 Minuten backen, oder bis der Lachs mit einer Gabel leicht zerfällt.
4. In einer mittelgroßen Schüssel Mango, rote Paprika, rote Zwiebel, Koriander, Jalapeño, Limettensaft und Salz (falls verwendet) vermengen. Durchschwenken, um alles zu vermengen.
5. Den Lachs mit der Mango-Salsa servieren.

NÄHRWERTANALYSE:

Kalorien Spalte 315 Kohlenhydrate: 21g Fett: 12g; Natrium: 75mg (ohne Zusatz von Salz) Eiweiß: 25g

LINSEN- UND GEMÜSECURRY

4 PORTIONEN   15 MINUTEN   40 MINUTEN

ZUTATEN:

- 1 Esslöffel Olivenöl
- 1 kleine Zwiebel, gewürfelt
- 2 Knoblauchzehen, gehackt
- 1 Esslöffel Currypulver
- 1 Tasse trockene grüne Linsen, abgespült und abgetropft
- 4 Tassen natriumarme Gemüsebrühe
- 1 14,5-Unzen-Dose fein gewürfelte Tomaten ohne Salzzusatz
- 1 kleiner Blumenkohl, in Röschen geschnitten
- 1 Tasse gefrorene Erbsen
- ¼ Tasse frischer Koriander, gehackt
- 2 Tassen gekochter brauner Reis, zum Servieren

NÄHRWERTANALYSE:

Kalorien: 345 Kohlenhydrate: 65g Fett: 5g; Natrium: 170mg Eiweiß: 18g

ANLEITUNGEN:

1. In einem großen Topf Olivenöl bei mittlerer bis hoher Hitze erhitzen. Zwiebel und Knoblauch hinzugeben und etwa 5 Minuten braten, bis sie weich sind.
2. Currypulver, Linsen, Gemüsebrühe und fein gewürfelte Tomaten einrühren. Zum Kochen bringen, dann die Hitze reduzieren und 20 Minuten köcheln lassen.
3. Blumenkohl hinzufügen und weitere 10 Minuten kochen, oder bis Linsen und Blumenkohl weich sind.
4. Die gefrorenen Erbsen unterrühren und 5 Minuten lang kochen, bis sie durcherhitzt sind.
5. Curry auf braunem Reis servieren und mit Koriander garnieren.

LINSEN-, SÜSSKARTOFFEL- UND GRÜNKOHLSUPPE

 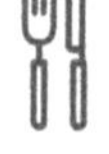  

4 PORTIONEN   15 MINUTEN   45 MINUTEN

ZUTATEN:

- 1 Esslöffel Olivenöl
- 1 kleine Zwiebel, gewürfelt
- 2 Knoblauchzehen, gehackt
- 1 große Süßkartoffel, geschält und gewürfelt
- 1 Tasse trockene grüne Linsen, abgespült und abgetropft
- 4 Tassen natriumarme Gemüsebrühe
- 4 Tassen gehackter Grünkohl
- ½ Teelöffel gemahlener Kreuzkümmel
- ½ Teelöffel geräucherter Paprika
- ¼ Teelöffel schwarzer Pfeffer

NÄHRWERTANALYSE:

Kalorien: 298; Kohlenhydrate: 58g; Fett: 5 g Natrium: 150 mg Eiweiß: 21 g

ANLEITUNGEN:

1. In einem großen Topf Olivenöl bei mittlerer bis hoher Hitze erhitzen. Zwiebel und Knoblauch hinzugeben und etwa 5 Minuten braten, bis sie weich sind.
2. Süßkartoffel, Linsen und Gemüsebrühe hinzufügen. Zum Kochen bringen, dann die Hitze reduzieren und 30 Minuten köcheln lassen oder bis Linsen und Süßkartoffeln weich sind.
3. Grünkohl, Kreuzkümmel, geräucherten Paprika und schwarzen Pfeffer unterrühren. Weitere 10 Minuten kochen, oder bis der Grünkohl weich ist.
4. Heiß servieren.

ZUCCHINI-NUDELN MIT PESTO

  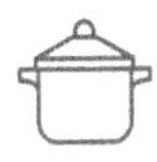

4 PORTIONEN **15 MINUTEN** **10 MINUTEN**

ZUTATEN:

- 4 mittelgroße Zucchini, spiralisiert oder in dünne Nudeln geschnitten
- 2 Tassen frische Basilikumblätter
- ¼ Tasse Pinienkerne
- ¼ Tasse geriebener Parmesankäse
- ¼ Tasse Olivenöl
- 2 Knoblauchzehen, gehackt
- 1 Tasse Kirschtomaten, halbiert
- ¼ Teelöffel schwarzer Pfeffer

ANLEITUNGEN:

1. Basilikum, Pinienkerne, Parmesan, Olivenöl und Knoblauch in einer Küchenmaschine vermengen. Zum Pesto verarbeiten, bis es glatt ist.
2. Eine große Bratpfanne bei mittlerer bis hoher Hitze erhitzen. Zucchini-Nudeln hinzufügen und 3-4 Minuten kochen, bis sie gerade weich sind.
3. Das Pesto und die Kirschtomaten einrühren. Weitere 2 bis 3 Minuten kochen, bis sie durcherhitzt sind.
4. Mit schwarzem Pfeffer würzen und servieren.

NÄHRWERTANALYSE:

Kalorien: 255 Kohlenhydrate: 12g Fett: 20g; Natrium: 120mg Eiweiß: 7g

GEFÜLLTE PORTOBELLO-KAPPEN

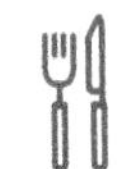  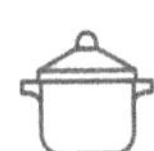

4 PORTIONEN **15 MINUTEN** **20-25 MINUTEN**

ZUTATEN:

- 4 große Portobello-Pilzköpfe, Stiele und Kiemen entfernt
- 1 Esslöffel Olivenöl
- 1 kleine Zwiebel, gewürfelt
- 2 Knoblauchzehen, gehackt
- 4 Tassen frischer Spinat, grob zerkleinert
- ½ Tasse fettarmer Ricotta-Käse
- ¼ Tasse geriebener Parmesankäse
- ¼ Teelöffel schwarzer Pfeffer
- ¼ Tasse teilentrahmter Mozzarella-Käse, zerkleinert

ANLEITUNGEN:

1. Den Ofen auf 375°F vorheizen. Ein Backblech mit Pergamentpapier auslegen.
2. Die Pilzköpfe auf das vorbereitete Backblech legen und beiseite stellen.
3. In einer großen Pfanne das Olivenöl bei mittlerer bis hoher Hitze erhitzen. Zwiebel und Knoblauch hinzugeben und etwa 5 Minuten braten, bis sie weich sind.
4. Spinat hinzufügen und etwa 2-3 Minuten kochen, bis er verwelkt ist.
5. Vom Herd nehmen und Ricotta, Parmesan und schwarzen Pfeffer einrühren.
6. Die Spinatmischung gleichmäßig auf die Pilzköpfe verteilen. Mit geriebenem Mozzarella-Käse bestreuen.
7. 20-25 Minuten backen, bis die Pilze weich sind und der Käse geschmolzen ist.

NÄHRWERTANALYSE:

Kalorien: 170; Kohlenhydrate: 12g; Fett: 10 g Natrium: 215mg Eiweiß: 14g
Kalorien: 170

GEBRATENER GEMÜSEAUFLAUF

4 PORTIONEN   20 MINUTEN   40 MINUTEN

ZUTATEN:

- 4 mittelgroße Möhren
- 4 mittelgroße Zucchinis
- 1 rote Paprika
- 1 große rote Zwiebel
- 8 Knoblauchzehen
- 3 Esslöffel natives Olivenöl extra
- ½ Teelöffel frisch gemahlener schwarzer Pfeffer
- 2 Esslöffel frischer Rosmarin
- ½ Tasse frischer Kürbis
- 3 Zweige frischer Rosmarin, zum Garnieren

NÄHRWERTANALYSE:

Kalorien: 270; Kohlenhydrate: 46g; Fett: 12 g Natrium: 56mg Eiweiß: 6g

ANLEITUNGEN:

1. Heizen Sie Ihren Ofen auf 400°F vor.
2. Waschen, schälen und entkernen Sie das Gemüse und schneiden Sie es dann mit einem Messer oder einem Mandolinenschneider in 1-Zoll-Stücke.
3. Nehmen Sie eine ofenfeste Auflaufform und legen Sie sie mit Pergamentpapier aus.
4. Das gehackte Gemüse in eine große Schüssel geben, mit dem Olivenöl beträufeln und schwenken, bis alles gut vermischt und gleichmäßig bedeckt ist. Den schwarzen Pfeffer und den Rosmarin hinzufügen und die Mischung gut durchschwenken.
5. Die Gemüsemischung in die Kasserolle geben und für 20 Minuten in den Ofen schieben, dann herausnehmen und die Mischung vorsichtig umrühren, damit sie gleichmäßig braun wird.
6. Weitere 20 Minuten kochen, bis das Gemüse goldbraun und zart ist.
7. Mit Rosmarinzweigen garnieren, servieren und genießen!

EINTOPF MIT KICHERERBSEN UND SPINAT

  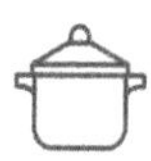

4 PORTIONEN   10 MINUTEN   20 MINUTEN

ZUTATEN:

- 1 Esslöffel Olivenöl
- 1 kleine Zwiebel, gewürfelt
- 2 Knoblauchzehen, gehackt
- 1 Teelöffel gemahlener Kreuzkümmel
- 1 Teelöffel Paprika
- 1 14,5-Unzen-Dose fein gewürfelte Tomaten ohne Salzzusatz
- 2 15-Unzen-Dosen Kichererbsen mit niedrigem Natriumgehalt, gespült und abgetropft
- 4 Tassen frischer Spinat, grob zerkleinert
- ¼ Teelöffel schwarzer Pfeffer
- ¼ Tasse frischer Koriander, gehackt

NÄHRWERTANALYSE:

260 Kcal, 45g carbohydrates, 8g fats, 10mg sodium, 6g proteins

ANLEITUNGEN:

1. In einem großen Topf Olivenöl bei mittlerer bis hoher Hitze erhitzen. Zwiebel und Knoblauch hinzugeben und etwa 5 Minuten braten, bis sie weich sind.
2. Kreuzkümmel und Paprika unterrühren und 1 Minute lang kochen.
3. Fein gewürfelte Tomaten, Kichererbsen und ½ Tasse Wasser hinzufügen. Zum Kochen bringen, dann die Hitze reduzieren und 10 Minuten köcheln lassen, dabei gelegentlich umrühren.
4. Spinat unterrühren und ca. 2-3 Minuten kochen, bis er verwelkt ist.
5. Mit schwarzem Pfeffer würzen und mit Koriander garniert servieren.

GEMÜSEFRITTATA MIT ZIEGENKÄSE

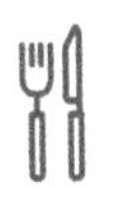  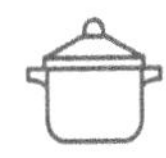

4 PORTIONEN   15 MINUTEN   25 MINUTEN

ZUTATEN:

- 8 große Eier
- ¼ Tasse Milch
- ¼ Teelöffel schwarzer Pfeffer
- 1 Esslöffel Olivenöl
- 1 kleine Zwiebel, gewürfelt
- 1 kleine rote Paprikaschote, gewürfelt
- 1 Tasse gehackte Zucchini
- 1 Tasse gehackte Brokkoli-Röschen
- 2 Tassen Babyspinat
- ½ Tasse zerbröckelter Ziegenkäse

NÄHRWERTANALYSE:

Kalorien: 296 Kohlenhydrate: 10g Fett: 18g; Natrium: 280mg Eiweiß: 19g

ANLEITUNGEN:

1. Den Ofen auf 375°F vorheizen.
2. In einer großen Schüssel Eier, Milch und schwarzen Pfeffer miteinander verquirlen. Beiseite stellen.
3. Olivenöl in einer ofenfesten 10-Zoll-Pfanne bei mittlerer bis hoher Hitze erhitzen. Zwiebel, Paprika, Zucchini und Brokkoli hinzufügen. 5-7 Minuten kochen, bis das Gemüse weich ist.
4. Spinat unterrühren und etwa 1-2 Minuten kochen, bis er verwelkt ist.
5. Die Eiermischung über das Gemüse in der Pfanne gießen. 2 bis 3 Minuten garen, oder bis die Ränder anfangen zu stocken.
6. Den Ziegenkäse darüber streuen und die Pfanne in den Ofen schieben.
7. 15-20 Minuten backen, oder bis die Frittata in der Mitte fest ist.
8. 5 Minuten abkühlen lassen, dann in Scheiben schneiden und servieren.

HÄHNCHEN-FLEISCHBÄLLCHEN

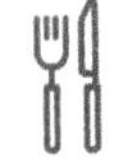  

0 PORTIONEN   0 MINUTEN   10 MINUTEN

ZUTATEN:

- Antihaft-Kochspray
- 1½ Pfund gemahlenes Hühnerfleisch
- ½ Teelöffel getrocknetes Knoblauchpulver
- ½ Teelöffel falsches Salz
- ½ Teelöffel getrocknetes Zwiebelpulver
- eine Prise schwarzer Pfeffer, nach Geschmack
- 1 Esslöffel natives Olivenöl extra
- 1 Teelöffel italienisches Gewürz
- ¼ Tasse geriebener Parmesankäse
- 1 Teelöffel Leinsamenpulver
- 1 großes Ei

NÄHRWERTANALYSE:

Kalorien: 343 Kohlenhydrate: 1g Fett: 23 g; Natrium: 440 mg Eiweiß: 34g

ANLEITUNGEN:

1. Heizen Sie Ihren Ofen auf 400°F vor.
2. Legen Sie eine große Backform mit Alufolie aus und besprühen Sie sie mit dem Antihaft-Kochspray, bis sie gleichmäßig eingefettet ist.
3. Alle Zutaten in eine große Rührschüssel geben und so lange rühren, bis die Mischung gleichmäßig vermischt ist. Dann beiseite stellen und 5 Minuten ruhen lassen.
4. Aus dem Teig 10-12 gleich große Frikadellen formen und diese gleichmäßig auf dem Backblech verteilen. Dann mindestens 30 Minuten lang im Ofen backen, oder bis die Fleischbällchen anfangen, braun zu werden.
5. Servieren und genießen!

KABELJAU MIT INGWER-SOJA-GLASUR

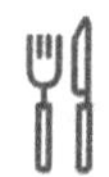  

4 PORTIONEN 15 MINUTEN 15 MINUTEN

ZUTATEN:

- 4 Kabeljaufilets (je 4-6 Unzen)
- ¼ Tasse natriumarme Sojasauce
- 2 Esslöffel Honig
- 2 Esslöffel frischer Ingwer, gerieben
- 2 Knoblauchzehen, gehackt
- 1 Esslöffel Sesamöl
- 4 Baby-Bok Choy, der Länge nach halbiert
- ¼ Teelöffel schwarzer Pfeffer
- 1 Esslöffel Sesamsamen
- 2 grüne Zwiebeln, in dünne Scheiben geschnitten

ANLEITUNGEN:

1. Den Ofen auf 400°F vorheizen. Ein Backblech mit Pergamentpapier auslegen.
2. In einer kleinen Schüssel Sojasauce, Honig, Ingwer, Knoblauch und Sesamöl verquirlen, um die Glasur herzustellen.
3. Kabeljaufilets auf das vorbereitete Backblech legen und mit der Glasur bestreichen. 12-15 Minuten backen, oder bis der Kabeljau mit einer Gabel leicht abblättert.
4. Während der Kabeljau backt, dämpfen Sie den Bok Choy in einem Dämpfeinsatz über kochendem Wasser 5-6 Minuten oder bis er weich ist.
5. Gedünsteten Bok Choy mit schwarzem Pfeffer würzen.
6. Servieren Sie den Kabeljau auf gedünstetem Bok Choy, garniert mit Sesamsamen und Frühlingszwiebeln.

NÄHRWERTANALYSE:

Kalorien: 214 Kohlenhydrate: 14g Fett: 7g; Natrium: 390mg Eiweiß: 28g

SPAGHETTI SQUASH MIT KRÄUTERN

4 PORTIONEN 15 MINUTEN 45 MINUTEN

ZUTATEN:

- 1 mittelgroßer Spaghettikürbis, der Länge nach halbiert und entkernt
- 1 Esslöffel Olivenöl
- 2 Knoblauchzehen, gehackt
- 1 Teelöffel getrocknetes Basilikum
- 1 Teelöffel getrockneter Oregano
- ¼ Teelöffel schwarzer Pfeffer
- ¼ Tasse geriebener Parmesankäse
- ¼ Tasse gehackte frische Petersilie

ANLEITUNGEN:

1. Den Ofen auf 400°F vorheizen. Ein Backblech mit Pergamentpapier auslegen.
2. Die Spaghettikürbishälften mit der Schnittfläche nach unten auf das vorbereitete Backblech legen. 40-45 Minuten backen, oder bis sie weich sind.
3. Den Kürbis etwas abkühlen lassen, dann mit einer Gabel das Fruchtfleisch in spaghettiartige Stränge schaben.
4. In einer großen Pfanne das Olivenöl bei mittlerer bis hoher Hitze erhitzen. Knoblauch hinzugeben und ca. 1 Minute braten, bis er duftet.
5. Spaghettikürbis, Basilikum, Oregano und schwarzen Pfeffer einrühren. 2 bis 3 Minuten kochen, bis sie durcherhitzt sind.
6. Vom Herd nehmen und Parmesankäse und Petersilie unterrühren. Sofort servieren.

NÄHRWERTANALYSE:

Kalorien: 132; Kohlenhydrate: 18g; Fett: 7 g Natrium: 160mg Eiweiß: 6 g

PIKANTE TAGLIATELLE

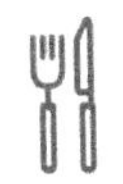  

4 PORTIONEN   20 MINUTEN   20 MINUTEN

ZUTATEN:

- 2 Esslöffel natives Olivenöl extra
- 1 mittelgroße gehackte Zwiebel
- 3 dünn geschnittene Knoblauchzehen
- rote Paprikaflocken, nach Geschmack
- 1 Tasse ungesalzene Hühnerbrühe
- 1 Tasse zerkleinerter Fetakäse
- 1 oz. Vollkorn-Tagliatelle
- frisch gemahlener schwarzer Pfeffer
- 2 Esslöffel gehackte frische

ANLEITUNGEN:

1. Eine schwere Bratpfanne auf dem Herd bei mittlerer Hitze aufsetzen und das Olivenöl hineingeben. Wenn das Öl heiß ist, Zwiebel und Knoblauch hineingeben und 8-10 Minuten sautieren, bis sie weich und glasig sind.
2. In einem Mixer oder einer Küchenmaschine die gebratene Mischung, die Hühnerbrühe, die roten Paprikaflocken und den Fetakäse (eine Tasse für das spätere Topping aufheben) hinzugeben und mixen, bis alles gut vermischt und glatt ist.
3. Einen Topf mit Wasser zum Kochen bringen und die Nudeln nach Packungsanweisung kochen (ohne das Salz im Wasser). Die Nudeln abgießen und im heißen Topf lassen, dann die Soße einrühren und vermengen.
4. Mit gemahlenem schwarzen Pfeffer würzen und mit dem restlichen Käse und der gehackten Petersilie belegen.
5. Servieren und genießen!

NÄHRWERTANALYSE:

Kalorien: 300 Kohlenhydrate: 32g Fett: 13g; Natrium: 129mg Eiweiß: 11g

GEBACKENE AUBERGINE MIT PARMESAN

4 PORTIONEN   20 MINUTEN   35 MINUTEN

ZUTATEN:

1. 1 große Aubergine, in ½-Zoll-Scheiben geschnitten
2. ¼ Tasse Allzweckmehl
3. 2 große Eier, verquirlt
4. 1 Tasse Vollkornbrösel
5. 1 Tasse Marinarasauce ohne Salzzusatz
6. 1 Tasse geriebener teilentrahmter Mozzarella-Käse
7. ¼ Tasse geriebener Parmesankäse
8. ¼ Teelöffel schwarzer Pfeffer
9. ¼ Tasse frisches Basilikum, gehackt

ANLEITUNGEN:

1. Den Ofen auf $375°F$ vorheizen. Zwei Backbleche mit Pergamentpapier auslegen und eine 9x13-Zoll-Backform leicht einfetten.
2. Die Auberginenscheiben in Mehl wälzen, in verquirlte Eier tauchen und mit Paniermehl bestreuen. In einer einzigen Schicht auf die vorbereiteten Backbleche legen.
3. Die Auberginenscheiben 15 Minuten backen, dann umdrehen und weitere 10 Minuten backen, bis sie goldbraun sind.
4. Eine dünne Schicht Marinarasauce auf dem Boden der vorbereiteten Auflaufform verteilen. Die Hälfte der gebackenen Auberginenscheiben auf die Sauce legen, gefolgt von der Hälfte der restlichen Marinarasauce und der Hälfte des Mozzarella-Käses. Den Vorgang mit den restlichen Auberginen, der Sauce und dem Käse wiederholen.
5. Parmesankäse und schwarzen Pfeffer darüber streuen. 20 Minuten backen, oder bis der Käse geschmolzen und sprudelnd ist.
6. Mit frischem Basilikum garnieren und servieren.

NÄHRWERTANALYSE:

Kalorien: 340 Kohlenhydrate: 36g Fett: 12g; Natrium: 350mg Eiweiß: 19g

RISOTTO MIT PILZEN UND SPARGEL

  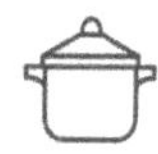

4 PORTIONEN   **15 MINUTEN**   **40 MINUTEN**

ZUTATEN:

- 1 Esslöffel Olivenöl
- 1 kleine Zwiebel, gewürfelt
- 2 Knoblauchzehen, gehackt
- 8 Unzen Champignons, in Scheiben geschnitten
- 1 Pfund Spargel, geputzt und in 1-Zoll-Stücke geschnitten
- 1 Tasse Perlgraupen
- 4 Tassen natriumarme Gemüsebrühe, erwärmt
- ¼ Tasse geriebener Parmesankäse
- ¼ Tasse gehackte frische Petersilie
- ¼ Teelöffel schwarzer Pfeffer

NÄHRWERTANALYSE:

Kalorien: 335 Kohlenhydrate: 62g Fett: 6g; Natrium: 230mg Eiweiß: 12g

ANLEITUNGEN:

1. In einem großen Topf Olivenöl bei mittlerer bis hoher Hitze erhitzen. Zwiebel und Knoblauch hinzugeben und ca. 5 Minuten braten, bis sie weich sind.
2. Champignons und Spargel hinzufügen und 5–7 Minuten kochen, bis das Gemüse weich ist.
3. Perlgraupen einrühren und unter ständigem Rühren 2–3 Minuten kochen.
4. Nach und nach ½ Tasse erwärmte Gemüsebrühe hinzugeben, dabei häufig umrühren und die Flüssigkeit aufsaugen lassen, bevor mehr hinzugegeben wird.
5. Sobald die gesamte Brühe hinzugefügt wurde und die Gerste cremig und durchgekocht ist, vom Herd nehmen und Parmesankäse, Petersilie und schwarzen Pfeffer unterrühren.
6. Sofort servieren.

GEGRILLTES ZITRONEN-KRÄUTER-HÄHNCHEN

  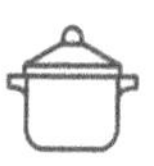

4 PORTIONEN   **15 MINUTEN**   **15 MINUTEN**

ZUTATEN:

- 4 Hühnerbrüste ohne Knochen und ohne Haut (je 4-6 Unzen)
- ¼ Tasse Olivenöl
- 2 Esslöffel frischer Zitronensaft
- 2 Knoblauchzehen, gehackt
- 1 Esslöffel gehackter frischer Rosmarin
- 1 Esslöffel gehackter frischer Thymian
- ¼ Teelöffel schwarzer Pfeffer

NÄHRWERTANALYSE:

Kalorien: 267 Kohlenhydrate: 1g Fett: 16g; Natrium: 75mg Eiweiß: 29g

ANLEITUNGEN:

1. Den Grill auf mittlere bis hohe Hitze vorheizen.
2. In einer kleinen Schüssel Olivenöl, Zitronensaft, Knoblauch, Rosmarin, Thymian und schwarzen Pfeffer verquirlen.
3. Die Hähnchenbrüste mit der Marinade bestreichen und 10–15 Minuten ruhen lassen.
4. Das Hähnchen 6–8 Minuten pro Seite grillen, oder bis es durchgebraten ist.
5. Heiß servieren.

GEBRATENES HUHN UND GEMÜSE

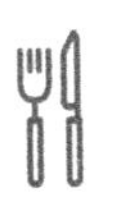  

4 PORTIONEN　　20 MINUTEN　　15 MINUTEN

ZUTATEN:

- 1 Pfund Hähnchenbrust ohne Knochen und Haut, in dünne Scheiben geschnitten
- 1 Esslöffel Olivenöl
- 2 Knoblauchzehen, gehackt
- 1 Tasse Karotten in Scheiben geschnitten
- 1 Tasse gehackte Brokkoli-Röschen
- 1 Tasse in Scheiben geschnittene Paprikaschoten, beliebige Farbe
- ½ Tasse natriumarme Hühnerbrühe
- 2 Esslöffel natriumarme Sojasauce
- 1 Esslöffel Speisestärke
- ¼ Teelöffel schwarzer Pfeffer
- ½ Tasse gehobelte Mandeln
- 2 grüne Zwiebeln, in dünne Scheiben geschnitten

NÄHRWERTANALYSE:

Kalorien: 330 Kohlenhydrate: 19g Fett: 14g; Natrium: 290mg Eiweiß: 30g

ANLEITUNGEN:

1. In einer großen Bratpfanne oder einem Wok das Olivenöl bei mittlerer bis hoher Hitze erhitzen. Hähnchen zugeben und braten, bis es gebräunt und durchgebraten ist, etwa 4-5 Minuten pro Seite. Auf einen Teller geben und beiseite stellen.
2. Knoblauch, Karotten, Brokkoli und Paprika in dieselbe Pfanne geben. 5-7 Minuten kochen, oder bis das Gemüse knackig-zart ist.
3. In einer kleinen Schüssel Hühnerbrühe, Sojasauce, Maisstärke und schwarzen Pfeffer verquirlen. Über das Gemüse in der Pfanne gießen und 2 bis 3 Minuten kochen, bis die Soße eindickt.
4. Das Hähnchen wieder in die Pfanne geben und weitere 2 Minuten braten, bis es durchgebraten ist.
5. Mandeln unterrühren und mit Frühlingszwiebeln garnieren. Sofort servieren.

KLASSISCHER ENGLISCHER PUDDING

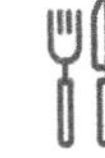  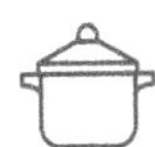

12 PORTIONEN　　60 MINUTEN　　25 MINUTEN

ZUTATEN:

- 4 große ganze Eier
- 1 Tasse und 2 Tassen ungesalzenes Allzweckmehl
- ¾ Tasse fettfreie Milch
- 1 Esslöffel und 2 Teelöffel frisches Wasser
- ½ Tasse natriumarme braune

NÄHRWERTANALYSE:

Kalorien: 180; Kohlenhydrate: 8g; Fett: 14g Natrium: 31mg Eiweiß: 4 g

ANLEITUNGEN:

1. Heizen Sie Ihren Ofen auf 450°F vor.
2. In einer mittelgroßen Rührschüssel Eier, Mehl, Milch und Wasser verquirlen, bis ein glatter, formbarer Teig entsteht. Den Teig beiseite stellen und 60 Minuten ruhen lassen.
3. Nehmen Sie eine Muffinform mit mindestens 12 Vertiefungen und füllen Sie sie zu gleichen Teilen mit der braunen Soße. Dann für 8-10 Minuten in den Ofen schieben, oder bis die Soße heiß ist.
4. Die Muffinform aus dem Ofen nehmen und jeweils ½ der Vertiefungen mit dem Teig füllen, dann wieder hineinstellen.
5. Lassen Sie die Puddings 15 Minuten lang backen, oder bis sie tiefbraun geworden sind und sich ihre Größe verdreifacht hat.
6. Sofort servieren und genießen!

TOFU-GEMÜSE-RÜHRBRATEN

4 PORTIONEN   20 MINUTEN   15 MINUTEN

ZUTATEN:

- 1 Esslöffel Speisestärke
- 1 Esslöffel natriumarme Sojasauce
- 1 Esslöffel Reisessig
- 1 Esslöffel Hoisin-Sauce
- 1 Esslöffel Pflanzenöl
- 1 kleine Zwiebel, gewürfelt
- 2 Knoblauchzehen, gehackt
- 1 kleiner Kopf Brokkoli, gehackt
- 1 rote Paprikaschote, entkernt und gewürfelt
- 1 gelber Kürbis, in Scheiben geschnitten
- ¼ Tasse natriumarme Gemüsebrühe
- 1 Esslöffel gehackter frischer Koriander
- ¼ Teelöffel schwarzer Pfeffer
- 14 Unzen fester Tofu, abgetropft und gewürfelt

NÄHRWERTANALYSE:

Kalorien: 143 Kohlenhydrate: 15g Fett: 8g: Natrium: 250mg Eiweiß: 15g

ANLEITUNGEN:

1. In einer kleinen Schüssel Maisstärke, Sojasauce, Reisessig und Hoisin-Sauce verquirlen. Beiseite stellen.
2. Pflanzenöl in einer großen Bratpfanne oder einem Wok bei mittlerer bis hoher Hitze erhitzen. Zwiebel und Knoblauch hinzugeben und etwa 5 Minuten braten, bis sie weich sind.
3. Brokkoli, Paprika und Kürbis hinzufügen und unter Rühren 5-7 Minuten braten, bis das Gemüse zart und knackig ist.
4. Gemüsebrühe, Koriander, schwarzen Pfeffer und Tofu hinzufügen. Weitere 2-3 Minuten unter Rühren braten oder bis der Tofu durch ist.
5. Maisstärkemischung über das Rührbraten gießen und rühren, bis die Soße eingedickt ist, etwa 1-2 Minuten.
6. Nach Belieben heiß mit braunem Reis oder Quinoa servieren.

ROTE-PAPRIKA-SUPPE

4 PORTIONEN   20 MINUTEN   60 MINUTEN

ZUTATEN:

- rote Paprikaflocken, nach Geschmack
- 2 Teelöffel ungesalzene Butter
- 4 fein gehackte Knoblauchzehen
- 1 fein gehackte weiße Zwiebel
- 1 mittelgroße, in Scheiben geschnittene Karotte
- 6 oz. gehackte Kartoffel
- 3 Tassen ungesalzene Hühnerbrühe
- ¼ Teelöffel original Tabasco-Sauce
- ½ Becher lo-so saure Sahne
- 2 Esslöffel

NÄHRWERTANALYSE:

Kalorien: 151; Kohlenhydrate: 19g; Fett: 7 g Natrium: 60 mg Eiweiß: 4 g

ANLEITUNGEN:

1. Eine große Pfanne bei mittlerer Hitze auf den Herd stellen und die Butter zum Schmelzen bringen. Sobald die Butter geschmolzen ist, den Knoblauch und die Zwiebel einrühren und 2-3 Minuten lang anbraten, bis die Zwiebel glasig wird. Die in Scheiben geschnittene Karotte und die gehackte Kartoffel hinzugeben und zwei weitere Minuten kochen.
2. Die Hühnerbrühe und die roten Paprikaflocken einrühren und 30 Minuten lang bei mittlerer Hitze köcheln lassen. Dann die Tabasco-Sauce, das Tomatenmark und die natriumarme saure Sahne hinzufügen.
3. Weitere 5 Minuten kochen lassen, dann die Suppe in eine große Rührschüssel geben und mit einem Stabmixer pürieren, bis sie glatt ist.
4. Heiß in Schüsseln servieren und genießen!

SALAT AUS QUINOA UND SCHWARZEN BOHNEN

  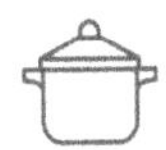

4 PORTIONEN   15 MINUTEN   20 MINUTEN

ZUTATEN:

- 1 Tasse Quinoa
- 2 Tassen natriumarme Gemüsebrühe
- 1 15-Unzen-Dose schwarze Bohnen ohne Salzzusatz, gespült und abgetropft
- 1 rote Paprikaschote, entkernt und gewürfelt
- 1 kleine Jalapeño-Schote, entkernt und gehackt
- ¼ Tasse gehackter frischer Koriander
- 2 Esslöffel frischer Limettensaft
- 1 Esslöffel Olivenöl
- ¼ Teelöffel schwarzer Pfeffer

ANLEITUNGEN:

1. Quinoa gründlich in kaltem Wasser abspülen.
2. Quinoa und Gemüsebrühe in einem mittelgroßen Topf vermengen. Zum Kochen bringen, dann die Hitze reduzieren und 15–20 Minuten köcheln lassen, oder bis die Quinoa weich ist und die Flüssigkeit aufgesogen wurde.
3. In einer großen Schüssel gekochte Quinoa, schwarze Bohnen, rote Paprika, Jalapeño-Pfeffer, Koriander, Limettensaft, Olivenöl und schwarzen Pfeffer vermengen. Durchmischen.
4. Bei Zimmertemperatur oder gekühlt servieren.

NÄHRWERTANALYSE:

Kalorien: 237 Kohlenhydrate: 45g Fett: 6g; Natrium: 200mg Eiweiß: 12g

PUTEN- UND SÜSSKARTOFFELKUCHEN

4 PORTIONEN   20 MINUTEN   50 MINUTEN

ZUTATEN:

- 2 große Süßkartoffeln, geschält und gewürfelt
- 2 Esslöffel fettarme Milch
- 1 Esslöffel Olivenöl
- 1 kleine Zwiebel, gewürfelt
- 2 Knoblauchzehen, gehackt
- 1 Pfund mageres Putenfleisch
- 2 Esslöffel Allzweckmehl
- 1 Tasse natriumarme Hühnerbrühe
- 1 Teelöffel getrockneter Thymian
- ¼ Teelöffel schwarzer Pfeffer
- 1 Tasse tiefgekühlte Erbsen und Karotten, aufgetaut

ANLEITUNGEN:

1. Den Ofen auf 375°F vorheizen.
2. Süßkartoffeln in einen großen Topf geben und mit Wasser bedecken. Zum Kochen bringen, dann die Hitze reduzieren und 15–20 Minuten köcheln lassen, oder bis die Süßkartoffeln weich sind.
3. Süßkartoffeln abgießen und mit fettarmer Milch pürieren. Beiseite stellen.
4. In einer großen Pfanne das Olivenöl bei mittlerer bis hoher Hitze erhitzen. Zwiebel und Knoblauch hinzugeben und etwa 5 Minuten braten, bis sie weich sind.
5. Putenhackfleisch hinzugeben und braten, bis es gebräunt und durchgegart ist, dabei große Stücke mit einem Holzlöffel zerkleinern.
6. Mehl, Hühnerbrühe, Thymian und schwarzen Pfeffer einrühren. 10–15 Minuten kochen, oder bis die Soße eingedickt ist.
7. Erbsen und Möhren einrühren und weitere 2–3 Minuten kochen.
8. Truthahnmischung gleichmäßig auf dem Boden einer 9-Zoll-Backform verteilen. Süßkartoffelpüree darüber verteilen.
9. 20–25 Minuten backen, bis sie durchgebraten sind und die Oberseite leicht gebräunt ist.

NÄHRWERTANALYSE:

Kalorien: 390 Kohlenhydrate: 28g Fett: 12g; Natrium: 250mg Eiweiß: 27g

LACHSPASTETCHEN

0 PORTIONEN **0 MINUTEN** **10 MINUTEN**

ZUTATEN:

- 1 Tasse Wasser
- 1 Tasse stiller Weißwein
- 24 oz. Lachsfilet
- 1 Tasse vorgekochte Quinoa
- 2 große, in Scheiben geschnittene Schalotten
- 6 Esslöffel gehackte frische Petersilie
- 2 dünn geschnittene Knoblauchzehen
- ⅔ Tasse gehackte rote Paprika
- 4 ganze Eier, verquirlt
- 1 Teelöffel koscheres Salz
- 1 Teelöffel gemahlener schwarzer Pfeffer

NÄHRWERTANALYSE:

Kalorien: 209; Kohlenhydrate: 11g; Fett: 8 g Natrium: 290mg Eiweiß: 25 g

ANLEITUNGEN:

1. Eine große Pfanne bei mittlerer Hitze auf den Herd stellen, das Wasser und den Weißwein hineingießen und zum Köcheln bringen. Dann den Lachs mit der Hautseite nach unten hineingeben und mit einem Deckel abdecken.
2. 10 Minuten kochen oder bis das Filet undurchsichtig wird. Dann zum Abkühlen beiseite stellen.
3. Heizen Sie Ihren Ofen auf 400°F vor.
4. Nehmen Sie eine Backform und legen Sie sie mit Pergamentpapier aus.
5. Die Haut vom Lachs entfernen und den Lachs in einer großen Schüssel in kleine Stücke zerteilen. Quinoa, schwarzen Pfeffer, roten Pfeffer, in Scheiben geschnittene Schalotten, Petersilie, Knoblauch und koscheres Salz hinzugeben und vorsichtig mischen, bis der Lachs gut bedeckt ist.
6. Die Eier leicht verquirlen und dann die Mischung zum Lachs geben. Vorsichtig mischen und alle Zutaten miteinander verbinden.
7. Die Masse mit den Händen zu 1,5 Zoll großen Fleischbällchen formen und gleichmäßig auf dem Backblech verteilen. Drücken Sie sie vorsichtig, bis sie die gewünschte Form haben.
8. Im Backofen 20 Minuten backen, bis sie durchgebraten und goldbraun sind.

GEDÜNSTETER LACHS UND SPARGEL

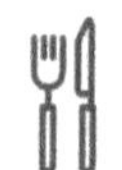  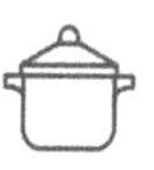

4 PORTIONEN **10 MINUTEN** **20 MINUTEN**

ZUTATEN:

- 4 4-Unzen-Lachsfilets
- 1 Pfund Spargel, gestutzt
- 2 Esslöffel Olivenöl
- 2 Knoblauchzehen, gehackt
- 1 Zitrone, in Scheiben geschnitten
- ¼ Teelöffel schwarzer Pfeffer

ANLEITUNGEN:

1. Den Ofen auf 375°F vorheizen.
2. Jedes Lachsfilet auf ein Stück Alufolie legen. Den Spargel gleichmäßig auf die Folienpakete verteilen.
3. In einer kleinen Schüssel Olivenöl, Knoblauch und schwarzen Pfeffer verquirlen. Über den Lachs und den Spargel träufeln.
4. Jedes Lachsfilet mit einer Zitronenscheibe belegen.
5. Falten Sie die Seiten der Alufolie nach oben und über den Lachs und den Spargel, dann falten Sie die Oberseite nach unten und kräuseln Sie die Ränder zum Verschließen.
6. Die Folienpakete auf ein Backblech legen und 15-20 Minuten backen, bis der Lachs durchgebraten und der Spargel zart und knackig ist.
7. Heiß servieren.

NÄHRWERTANALYSE:

Kalorien: 320; Kohlenhydrate: 6g; Fett: 17 g Natrium: 80 mg Eiweiß: 27 g

AUBERGINEN-TOMATEN-AUFLAUF

4 PORTIONEN   **15 MINUTEN**   **50 MINUTEN**

ZUTATEN:

- 1 große Aubergine, in runde Scheiben geschnitten
- 2 Esslöffel Olivenöl
- 1 kleine Zwiebel, gewürfelt
- 2 Knoblauchzehen, gehackt
- 1 14,5-Unzen-Dose fein gewürfelte Tomaten ohne Salzzusatz
- 1 Teelöffel getrockneter Oregano
- ¼ Teelöffel schwarzer Pfeffer
- ¼ Tasse geriebener Parmesankäse

NÄHRWERTANALYSE:

Kalorien: 150 Kohlenhydrate: 13g Fett: 9g; Natrium: 120mg Eiweiß: 5g

ANLEITUNGEN:

1. Den Ofen auf 375°F vorheizen.
2. Auberginenscheiben in einer einzigen Schicht auf ein Backblech legen. Mit Olivenöl bepinseln.
3. Die Auberginenscheiben 20-25 Minuten backen, bis sie weich und leicht gebräunt sind.
4. In einer großen Pfanne das Olivenöl bei mittlerer bis hoher Hitze erhitzen. Zwiebel und Knoblauch hinzugeben und etwa 5 Minuten braten, bis sie weich sind.
5. Fein gewürfelte Tomaten, Oregano und schwarzen Pfeffer hinzufügen. 5-7 Minuten kochen, dabei gelegentlich umrühren.
6. Gebackene Auberginenscheiben und Tomatenmischung in eine 8x8-Zoll-Auflaufform schichten.
7. Parmesankäse darüber streuen.
8. 20-25 Minuten backen, bis der Käse geschmolzen ist und Blasen wirft.

GEBACKENE HÄHNCHENSCHENKEL MIT GEMÜSE

  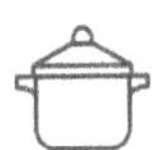

4 PORTIONEN   **15 MINUTEN**   **50 MINUTEN**

ZUTATEN:

- 4 Hähnchenschenkel mit Knochen und Haut
- 2 Esslöffel Olivenöl
- 1 große Süßkartoffel, geschält und in mundgerechte Stücke geschnitten
- 2 Pastinaken, geschält und in mundgerechte Stücke geschnitten
- 2 Möhren, geschält und in mundgerechte Stücke geschnitten
- 1 kleine rote Zwiebel, gewürfelt
- ¼ Teelöffel getrockneter Thymian
- ¼ Teelöffel schwarzer Pfeffer

NÄHRWERTANALYSE:

Kalorien: 370 Kohlenhydrate: 22g Fett: 18g; Natrium: 90mg Eiweiß: 21g

ANLEITUNGEN:

1. Den Ofen auf 375°F vorheizen.
2. Hähnchenschenkel mit Salz und schwarzem Pfeffer würzen.
3. Olivenöl in einer großen Bratpfanne bei mittlerer bis hoher Hitze erhitzen. Hähnchenschenkel hinzufügen und von beiden Seiten anbraten, etwa 5 Minuten pro Seite.
4. Die Hähnchenschenkel aus der Pfanne nehmen und in eine 9x13-Zoll-Backform legen.
5. Süßkartoffel, Pastinaken, Karotten und rote Zwiebeln in die Pfanne geben. Mit Thymian und schwarzem Pfeffer bestreuen. 5-7 Minuten kochen, dabei gelegentlich umrühren.
6. Das Gemüse um die Hähnchenschenkel in der Auflaufform verteilen.
7. 30-40 Minuten backen, bis das Hähnchen durchgebraten und das Gemüse weich ist.

GEFÜLLTE CHAMPIGNONS MIT PUTENFLEISCH UND SPINAT

 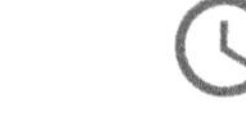 

4 PORTIONEN   20 MINUTEN   20 MINUTEN

ZUTATEN:

- 4 große Portobello-Pilze, ohne Stiele
- 1 Pfund mageres Putenfleisch
- 2 Esslöffel Olivenöl
- 2 Knoblauchzehen, gehackt
- 1 kleine Zwiebel, gewürfelt
- 2 Tassen frischer Spinat, zerkleinert
- ¼ Teelöffel schwarzer Pfeffer
- ¼ Tasse geriebener Parmesankäse

ANLEITUNGEN:

1. Den Ofen auf 375°F vorheizen.
2. Portobello-Pilze auf ein Backblech legen.
3. In einer großen Pfanne das Olivenöl bei mittlerer bis hoher Hitze erhitzen. Knoblauch und Zwiebel hinzugeben und etwa 5 Minuten braten, bis sie weich sind.
4. Putenhackfleisch hinzugeben und braten, bis es gebräunt und durchgegart ist, dabei große Stücke mit einem Holzlöffel zerkleinern.
5. Gehackten Spinat und schwarzen Pfeffer hinzufügen. 2-3 Minuten kochen, oder bis der Spinat verwelkt ist.
6. Die Truthahnmischung in die Portobello-Pilzköpfe geben.
7. Geriebenen Parmesankäse darüber streuen.
8. 15-20 Minuten backen, bis die Pilze weich sind und die Füllung durcherhitzt ist.

NÄHRWERTANALYSE:

Kalorien: 250; Kohlenhydrate: 7g; Fett: 14 g Natrium: 170mg Eiweiß: 27 g

SPAGHETTI SQUASH MIT TOMATE UND BASILIKUM

4 PORTIONEN   10 MINUTEN   30 MINUTEN

ZUTATEN:

- 1 mittelgroßer Spaghettikürbis
- 2 Esslöffel Olivenöl
- 2 Knoblauchzehen, gehackt
- 1 14,5-Unzen-Dose fein gewürfelte Tomaten ohne Salzzusatz
- ¼ Tasse gehacktes frisches Basilikum
- ¼ Teelöffel schwarzer Pfeffer

ANLEITUNGEN:

1. Den Ofen auf 375°F vorheizen.
2. Den Spaghettikürbis der Länge nach halbieren und die Kerne und Fasern herauslösen.
3. Die Schnittflächen des Spaghettikürbis mit Olivenöl bestreichen.
4. Die Spaghettikürbishälften mit der Schnittfläche nach unten auf ein Backblech legen.
5. Spaghettikürbis 20-25 Minuten backen, bis er weich ist.
6. In einer großen Pfanne das Olivenöl bei mittlerer bis hoher Hitze erhitzen. Knoblauch hinzugeben und ca. 1 Minute braten, bis er duftet.
7. Fein gewürfelte Tomaten, Basilikum und schwarzen Pfeffer hinzufügen. 5-7 Minuten kochen, dabei gelegentlich umrühren.
8. Das Fruchtfleisch des Spaghettikürbis mit einer Gabel in eine Schüssel schaben. Mit Tomatensoße übergießen.

NÄHRWERTANALYSE:

Kalorien: 360 Kohlenhydrate: 40g Fett: 28g; Natrium: 70mg Eiweiß: 8g

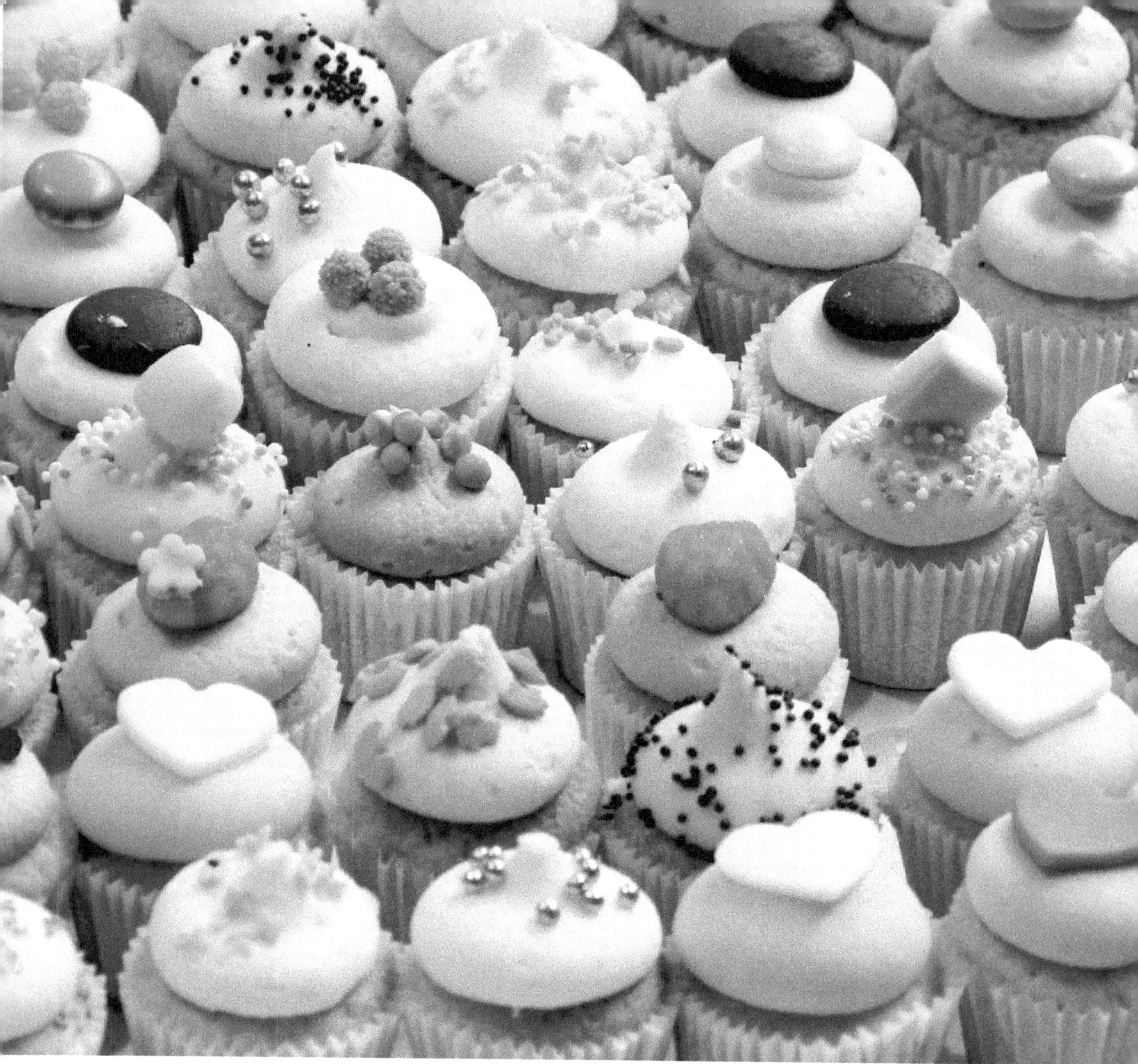

DESSERT-REZEPTE

ZARTBITTERSCHOKOLADE-BANANEN-HAFER-BISSEN

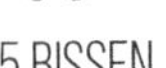

15 BISSEN   15 MINUTEN   10 MINUTEN

ZUTATEN:

- 1 ½ Tassen Haferflocken
- 2 reife Bananen, püriert
- ¼ Tasse dunkle Schokoladensplitter (mindestens 70% Kakao)
- ¼ Tasse ungesüßte Mandelmilch
- ¼ Tasse gemahlene Leinsamen
- 1 Teelöffel Vanilleextrakt

ANLEITUNGEN:

1. In einer großen Schüssel zerdrückte Bananen, Mandelmilch und Vanilleextrakt vermengen.
2. Haferflocken und gemahlene Leinsamen einrühren.
3. Zartbitterschokoladenstückchen unterheben.
4. Esslöffelgroße Portionen auf ein mit Pergament ausgelegtes Backblech geben.
5. Mindestens 2 Stunden in den Kühlschrank stellen, damit er fest wird.

NÄHRWERTANALYSE:

Kalorien: 80 Fett: 3g; Kohlenhydrate: 12g Ballaststoffe: 2g; Eiweiß: 2g; Natrium: 10mg

BLAUBEER-CHIA-PUDDING

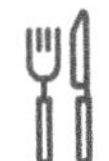

4 PORTIONEN   10 MINUTEN   10 MINUTEN

ZUTATEN:

- 2 Tassen ungesüßte Mandelmilch
- ½ Tasse Chiasamen
- 2 Esslöffel Honig oder Ahornsirup
- 1 Teelöffel Vanilleextrakt
- 1 Tasse frische oder gefrorene Heidelbeeren

ANLEITUNGEN:

1. In einer großen Schüssel Mandelmilch, Chiasamen, Honig und Vanilleextrakt verquirlen.
2. Heidelbeeren unterrühren.
3. Die Mischung auf vier Gläser oder Behälter verteilen.
4. Zum Eindicken über Nacht in den Kühlschrank stellen.

NÄHRWERTANALYSE:

Kalorien: 230 Fett: 10g; Kohlenhydrate: 29g Ballaststoffe: 9g; Eiweiß: 7 g Natrium: 90 mg

WASSERMELONE-LIMETTEN-SORBET

6 PORTIONEN   15 MINUTEN   10 MINUTEN

ZUTATEN:

- 6 Tassen kernlose Wassermelone, gewürfelt
- 1/3 Tasse frischer Limettensaft
- ¼ Tasse Honig oder Ahornsirup

ANLEITUNGEN:

1. Wassermelone, Limettensaft und Honig pürieren, bis sie glatt sind.
2. Die Mischung in eine flache Schale füllen und 4 Stunden oder bis zur Festigkeit einfrieren.
3. Das Sorbet mit einem Eisportionierer auslöffeln und servieren.

NÄHRWERTANALYSE:

Kalorien: 90 Fett: 0g; Kohlenhydrate: 23g Ballaststoffe: 1g; Eiweiß: 1g; Natrium: 5mg

AVOCADO-SCHOKOLADEN-MOUSSE

9 PORTIONEN   15 MINUTEN   25 MINUTEN

ZUTATEN:

- 2 reife Avocados, entkernt und geschält
- ¼ Tasse ungesüßtes Kakaopulver
- ¼ Tasse Mandelmilch
- ¼ Tasse Honig oder Ahornsirup
- 1 Teelöffel Vanilleextrakt

ANLEITUNGEN:

1. Alle Zutaten in einer Küchenmaschine mixen, bis sie glatt und cremig sind.
2. Die Mousse auf vier Desserttassen verteilen.
3. Mindestens 1 Stunde vor dem Servieren in den Kühlschrank stellen.

NÄHRWERTANALYSE:

Kalorien: 250; Fett: 15g; Kohlenhydrate: 30g Ballaststoffe: 7g; Eiweiß: 3g Natrium: 20mg

APFEL-ZIMT-HAFERRIEGEL

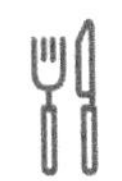  

15 PORTIONEN   25 MINUTEN   9 MINUTEN

ZUTATEN:

- 2 Tassen Haferflocken
- 1 Tasse Weizenvollkornmehl
- ½ Tasse ungesüßtes Apfelmus
- ¼ Tasse Honig oder Ahornsirup
- 1 Teelöffel Backpulver
- 1 Teelöffel Zimt
- ¼ Teelöffel Salz
- 2 Tassen geschälte und fein gewürfelte Äpfel

ANLEITUNGEN:

1. Den Ofen auf 180°C (350°F) vorheizen. Eine 8x8-Zoll-Backform einfetten.
2. In einer großen Schüssel Haferflocken, Mehl, Backpulver, Zimt und Salz vermischen.
3. Apfelmus und Honig einrühren, bis alles gut vermischt ist.
4. Die fein gewürfelten Äpfel unterheben.
5. Die Mischung in der vorbereiteten Backform verteilen und fest andrücken.
6. 25 Minuten backen, bis sie goldbraun sind. Vor dem Schneiden in Riegel abkühlen lassen.

NÄHRWERTANALYSE:

Kalorien: 200 Fett: 2g; Kohlenhydrate: 43g; Ballaststoffe: 5g; Eiweiß: 5g Natrium: 100mg

GRIECHISCHES ERDBEER-BASILIKUM-JOGHURT-PARFAIT

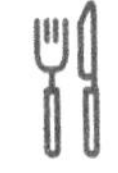  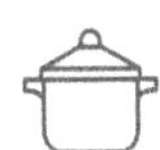

4 PORTIONEN   10 MINUTEN   0 MINUTEN

ZUTATEN:

- 2 Tassen fettarmer griechischer Joghurt
- 1 Tasse frische Erdbeeren, in dünne Scheiben geschnitten
- ¼ Tasse Honig oder Ahornsirup
- ¼ Tasse gehacktes frisches Basilikum

ANLEITUNGEN:

1. In vier Dessertbechern griechischen Joghurt, Erdbeeren und Basilikum schichten.
2. Honig oder Ahornsirup über jedes Parfait träufeln.
3. Sofort servieren oder bis zum Servieren in den Kühlschrank stellen.

NÄHRWERTANALYSE:

Kalorien: 150; Fett: 1g; Kohlenhydrate: 25g; Ballaststoffe: 1g; Eiweiß: 12g; Natrium: 50 mg

MANDEL-DATTEL-ENERGIE-HÄPPCHEN

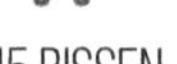

15 BISSEN **0 MINUTEN** **15 MINUTEN**

ZUTATEN:

- 1 Tasse entsteinte Medjool-Datteln
- 1 Tasse rohe Mandeln
- ¼ Tasse ungesüßte Kokosnussraspeln
- 1 Esslöffel Chiasamen
- 1 Esslöffel Leinsamenmehl

ANLEITUNGEN:

1. Die Mandeln in einer Küchenmaschine grob hacken.
2. Datteln, Kokosraspeln, Chiasamen und Leinsamenmehl hinzufügen. Verarbeiten, bis alles gut vermischt ist.
3. Den Teig zu esslöffelgroßen Kugeln formen und auf ein mit Pergament ausgelegtes Blech legen.
4. Zum Festwerden mindestens 1 Stunde in den Kühlschrank stellen.

NÄHRWERTANALYSE:

Kalorien: 90; Fett: 5g; Kohlenhydrate: 12g; Ballaststoffe: 3g; Eiweiß: 2g; Natrium: 10mg

MANGO-KIWI SMOOTHIE-SCHALE

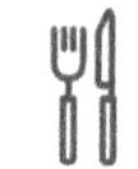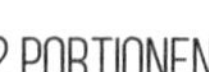

2 PORTIONEN **10 MINUTEN** **0 MINUTEN**

ZUTATEN:

- 2 Tassen gefrorene Mangostücke
- 2 reife Kiwifrüchte, geschält und in dünne Scheiben geschnitten
- 1 Tasse ungesüßte Mandelmilch
- ½ Tasse fettarmer griechischer Joghurt
- ¼ Tasse ungesüßte Kokosraspeln (optional)

ANLEITUNGEN:

1. Mango, Mandelmilch und griechischen Joghurt in einen Mixer geben. Pürieren, bis die Masse glatt ist.
2. Den Smoothie in zwei Schüsseln füllen.
3. Mit Kiwischeiben und Kokosraspeln (falls verwendet) belegen.
4. Sofort servieren.

NÄHRWERTANALYSE:

Kalorien: 220; Fett: 4g; Kohlenhydrate: 42g; Ballaststoffe: 5g; Eiweiß: 9g; Natrium: 100mg

GEBACKENE ZIMTBIRNEN

4 PORTIONEN   10 MINUTEN   30 MINUTEN

ZUTATEN:

- 4 reife Birnen, halbiert und entkernt
- ¼ Tasse Honig oder Ahornsirup
- 1 Teelöffel gemahlener Zimt
- ¼ Teelöffel gemahlene Muskatnuss
- ½ Tasse fettarmer griechischer Joghurt (optional)

ANLEITUNGEN:

1. Den Ofen auf 180°C (350°F) vorheizen.
2. Die Birnenhälften mit der Schnittfläche nach oben in eine Auflaufform legen.
3. In einer kleinen Schüssel Honig, Zimt und Muskatnuss vermischen.
4. Honigmischung über die Birnenhälften träufeln.
5. 30 Minuten backen oder bis die Birnen weich sind.
6. Warm mit einem Klecks griechischem Joghurt servieren, falls gewünscht.

NÄHRWERTANALYSE:

Kalorien: 140 Fett: 0g; Kohlenhydrate: 35g; Ballaststoffe: 6g;Eiweiß: 1g; Natrium: 5mg

HIMBEER-KAKAO-CHIA-SMOOTHIE

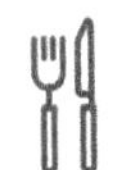  

2 PORTIONEN   5 MINUTEN   0 MINUTEN

ZUTATEN:

- 1 ½ Tassen ungesüßte Mandelmilch
- 1 Tasse gefrorene Himbeeren
- ¼ Tasse Chiasamen
- 2 Esslöffel ungesüßtes Kakaopulver
- 2 Esslöffel Honig oder Ahornsirup

ANLEITUNGEN:

1. Mandelmilch, Himbeeren, Chiasamen, Kakaopulver und Honig in einen Mixer geben. Pürieren, bis die Masse glatt ist.
2. Den Smoothie in zwei Gläser füllen.
3. Sofort servieren oder bis zum Servieren in den Kühlschrank stellen.

NÄHRWERTANALYSE:

Kalorien: 210; Fett: 8g; Kohlenhydrate: 32g Ballaststoffe: 12g; Eiweiß: 6g; Natrium: 95 mg

ROTE-BETE-SCHOKOLADENKUCHEN

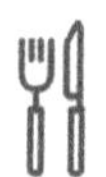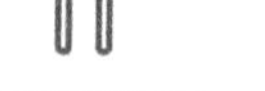

0 PORTIONEN 0 MINUTEN 10 MINUTEN

ZUTATEN:

- 1 ½ Tassen gekochte Rüben, püriert
- 1 ½ Tassen Weizenvollkornmehl
- ½ Tasse ungesüßtes Kakaopulver
- ½ Tasse Honig oder Ahornsirup
- ½ Tasse ungesüßtes Apfelmus
- 1/3 Tasse ungesüßte Mandelmilch
- 2 Teelöffel Backpulver
- 1 Teelöffel Vanilleextrakt

ANLEITUNGEN:

1. Den Ofen auf 180°C (350°F) vorheizen. Eine runde 9-Zoll-Kuchenform einfetten.
2. Mehl, Kakaopulver und Backpulver in einer großen Schüssel verquirlen.
3. In einer anderen Schüssel Rübenpüree, Honig, Apfelmus, Mandelmilch und Vanilleextrakt vermischen.
4. Die feuchten und trockenen Zutaten mischen, bis sie gerade eben vermischt sind.
5. Den Teig in die vorbereitete Kuchenform gießen und die Oberfläche glattstreichen.
6. 40 Minuten backen oder bis ein Zahnstocher sauber herauskommt.
7. Vor dem Aufschneiden abkühlen lassen.

NÄHRWERTANALYSE:

Kalorien: 130; Fett: 1g; Kohlenhydrate: 29g; Ballaststoffe: 4g; Eiweiß: 3g; Natrium: 90mg

GEWÜRZTER QUINOA-PUDDING

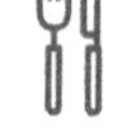

4 PORTIONEN 10 MINUTEN 25 MINUTEN

ZUTATEN:

- 1 Tasse Quinoa, abgespült und abgetropft
- 2 Tassen ungesüßte Mandelmilch
- ¼ Tasse Honig oder Ahornsirup
- 1 Teelöffel gemahlener Zimt
- ½ Teelöffel gemahlener Kardamom
- ¼ Teelöffel gemahlene Muskatnuss
- ¼ Tasse Rosinen
- ¼ Tasse gehackte Mandeln

ANLEITUNGEN:

1. Quinoa, Mandelmilch, Honig, Zimt, Kardamom und Muskatnuss in einem mittelgroßen Topf vermengen.
2. Zum Kochen bringen, dann die Hitze reduzieren und 20-25 Minuten köcheln lassen oder bis die Quinoa gar und cremig ist.
3. Rosinen und gehackte Mandeln unterrühren.
4. Warm oder gekühlt servieren.

NÄHRWERTANALYSE:

Kalorien: 280; Fett: 7g; Kohlenhydrate: 49g; Ballaststoffe: 4g;Eiweiß: 8 g Natrium: 90 mg

ANANAS-KOKOSNUSS-SORBET

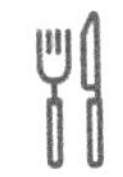  

0 PORTIONEN   0 MINUTEN   10 MINUTEN

ZUTATEN:

- 4 Tassen gefrorene Ananasstückchen
- 1 Tasse ungesüßte Kokosnussmilch
- ¼ Tasse Honig oder Ahornsirup

ANLEITUNGEN:

1. Ananas, Kokosnussmilch und Honig in einen Mixer geben. Pürieren, bis die Masse glatt ist.
2. Die Mischung in eine flache Schale füllen und 4 Stunden oder bis zur Festigkeit einfrieren.
3. Das Sorbet mit einem Eisportionierer auslöffeln und servieren.

NÄHRWERTANALYSE:

Kalorien: 130; Fett: 3g; Kohlenhydrate: 27g; Ballaststoffe: 2g; Eiweiß: 1g Natrium: 20mg

KAROTTENKUCHEN-HAFERFLOCKEN FÜR DIE NACHT

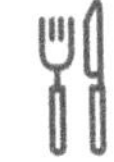  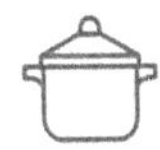

4 PORTIONEN   10 MINUTEN   10 MINUTEN

ZUTATEN:

- 2 Tassen Haferflocken
- 1 ½ Tassen ungesüßte Mandelmilch
- 1 Tasse geriebene Karotte
- ½ Tasse fettarmer griechischer Joghurt
- ¼ Tasse Rosinen
- ¼ Tasse gehackte Walnüsse
- ¼ Tasse Honig oder Ahornsirup
- 1 Teelöffel gemahlener Zimt
- ½ Teelöffel gemahlene Muskatnuss
- ¼ Teelöffel gemahlener Ingwer

ANLEITUNGEN:

1. Alle Zutaten in eine große Schüssel geben und gut vermischen.
2. Die Mischung auf vier Gläser oder Behälter verteilen.
3. Zum Eindicken über Nacht in den Kühlschrank stellen.

NÄHRWERTANALYSE:

Kalorien: 290; Fett: 9g; Kohlenhydrate: 47g; Ballaststoffe: 6g; Eiweiß: 9g; Natrium: 80mg

ZITRONEN-CHIA-SAMEN-MUFFINS

12 PORTIONEN   15 MINUTEN   25 MINUTEN

ZUTATEN:

- 2 Tassen Weizenvollkornmehl
- ½ Tasse Honig oder Ahornsirup
- 1/3 Tasse Chiasamen
- 1/3 Tasse ungesüßtes Apfelmus
- 1 Tasse ungesüßte Mandelmilch
- 2 Esslöffel Zitronensaft
- 1 Esslöffel Zitronenschale
- 1 Teelöffel Backpulver
- ½ Teelöffel Backpulver
- ¼ Teelöffel Salz

ANLEITUNGEN:

1. Den Ofen auf 180°C (350°F) vorheizen. Ein Muffinblech mit 12 Mulden mit Papierförmchen auslegen.
2. Mehl, Chiasamen, Backpulver, Natron und Salz in einer großen Schüssel vermengen.
3. In einer anderen Schüssel Honig, Apfelmus, Mandelmilch, Zitronensaft und Zitronenschale vermischen.
4. Die feuchten Zutaten zu den trockenen Zutaten geben und verrühren, bis sie sich gerade verbunden haben.
5. Füllen Sie jede Muffinform zu etwa 2/3 mit Teig.
6. 25 Minuten backen oder bis ein Zahnstocher sauber herauskommt.
7. Vor dem Servieren abkühlen lassen.

NÄHRWERTANALYSE:

260 Kcal, 45g carbohydrates, 8g fats, 10mg sodium, 6g proteins

PFIRSICH-MANDEL-STREUSEL

6 PORTIONEN   15 MINUTEN   25 MINUTEN

ZUTATEN:

- 6 Tassen dünn geschnittene frische oder gefrorene Pfirsiche
- 1 Tasse Haferflocken
- ½ Tasse Mandelmehl
- ¼ Tasse dünn geschnittene Mandeln
- ¼ Tasse Honig oder Ahornsirup
- ¼ Tasse Kokosnussöl, geschmolzen
- 1 Teelöffel gemahlener Zimt
- ¼ Teelöffel Salz

ANLEITUNGEN:

1. Den Ofen auf 375°F (190°C) vorheizen. Eine 8x8-Zoll-Backform einfetten.
2. Pfirsichscheiben gleichmäßig in der vorbereiteten Auflaufform verteilen.
3. In einer separaten Schüssel Haferflocken, Mandelmehl, in dünne Scheiben geschnittene Mandeln, Honig, Kokosnussöl, Zimt und Salz vermischen.
4. Die Hafermischung über die Pfirsiche bröckeln.
5. 25 Minuten backen, bis der Belag goldbraun ist und das Obst blubbert.
6. Vor dem Servieren abkühlen lassen.

NÄHRWERTANALYSE:

Kalorien: 300; Fett: 14g; Kohlenhydrate: 41g; Ballaststoffe: 6g; Eiweiß: 6g; Natrium: 100 mg

VANILLE-INGWER CHIA-PUDDING

4 PORTIONEN   10 MINUTEN   0 MINUTEN

ZUTATEN:

- 2 Tassen ungesüßte Mandelmilch
- ½ Tasse Chiasamen
- 2 Esslöffel Honig oder Ahornsirup
- 1 Esslöffel geriebener frischer Ingwer
- 1 Teelöffel Vanilleextrakt
- ¼ Tasse dünn geschnittene Mandeln (optional)

ANLEITUNGEN:

1. In einer großen Schüssel Mandelmilch, Chiasamen, Honig, Ingwer und Vanilleextrakt verquirlen.
2. Verteilen Sie die Mischung auf vier Gläser oder Behälter.
3. Zum Eindicken über Nacht in den Kühlschrank stellen.
4. Vor dem Servieren nach Belieben mit dünn geschnittenen Mandeln bestreuen.

NÄHRWERTANALYSE:

Kalorien: 180; Fett: 9g; Kohlenhydrate: 22g; Ballaststoffe: 9g; Eiweiß: 6g; Natrium: 70 mg

BEEREN-AVOCADO-SMOOTHIE

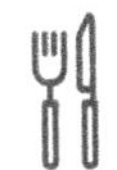  

2 PORTIONEN   5 MINUTEN   0 MINUTEN

ZUTATEN:

- 1 Tasse gefrorene gemischte Beeren
- 1 reife Avocado, entkernt und geschält
- 1 Tasse Babyspinat
- 1 Tasse ungesüßte Mandelmilch
- 1 Esslöffel Honig oder Ahornsirup

ANLEITUNGEN:

1. Gemischte Beeren, Avocado, Spinat, Mandelmilch und Honig in einen Mixer geben. Pürieren, bis alles glatt ist.
2. Den Smoothie in zwei Gläser füllen.
3. Sofort servieren oder bis zum Servieren in den Kühlschrank stellen.

NÄHRWERTANALYSE:

Kalorien: 200; Fett: 12g; Kohlenhydrate: 23g; Ballaststoffe: 7g; Eiweiß: 3g; Natrium: 80 mg

GEBACKENE BANANEN-HAFERFLOCKEN-TASSE

  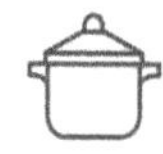

12 PORTIONEN — 15 MINUTEN — 25 MINUTEN

ZUTATEN:

- 3 reife Bananen, püriert
- 2 Tassen Haferflocken
- 1 Tasse ungesüßte Mandelmilch
- ¼ Tasse Honig oder Ahornsirup
- ¼ Tasse gehackte Walnüsse
- 1 Teelöffel Backpulver
- 1 Teelöffel Vanilleextrakt
- ½ Teelöffel gemahlener Zimt

ANLEITUNGEN:

1. Den Ofen auf 180°C (350°F) vorheizen. Eine Muffinform mit 12 Mulden einfetten oder Silikonmuffinformen verwenden.
2. In einer großen Schüssel zerdrückte Bananen, Haferflocken, Mandelmilch, Honig, Walnüsse, Backpulver, Vanilleextrakt und Zimt vermischen.
3. Die Mischung gleichmäßig auf die Muffinförmchen verteilen.
4. 25 Minuten backen, bis die Ränder goldbraun sind und ein Zahnstocher sauber herauskommt.
5. Vor dem Servieren abkühlen lassen.

NÄHRWERTANALYSE:

Kalorien: 130; Fett: 3g; Kohlenhydrate: 25g; Ballaststoffe: 3g; Eiweiß: 3g; Natrium: 60 mg

ERDBEEREN MIT ZARTBITTERSCHOKOLADE

4 PORTIONEN — 10 MINUTEN — 15 MINUTEN

ZUTATEN:

- 16 große Erdbeeren
- 3 oz dunkle Schokolade (mindestens 70% Kakao)
- 1 Teelöffel Kokosnussöl

ANLEITUNGEN:

1. Erdbeeren waschen und trocknen, dann beiseite stellen.
2. In einem kleinen Topf Zartbitterschokolade und Kokosöl bei schwacher Hitze unter häufigem Rühren schmelzen.
3. Sobald die Schokolade geschmolzen und glatt ist, vom Herd nehmen.
4. Jede Erdbeere in die geschmolzene Schokolade tauchen, so dass etwa die Hälfte der Erdbeere bedeckt ist.
5. Die getauchten Erdbeeren auf ein mit Pergament ausgelegtes Blech legen.
6. Mindestens 15 Minuten in den Kühlschrank stellen, damit die Schokolade fest wird.

NÄHRWERTANALYSE:

Kalorien: 150; Fett: 8g; Kohlenhydrate: 19g; Ballaststoffe: 3g; Eiweiß: 2g; Natrium: 5mg

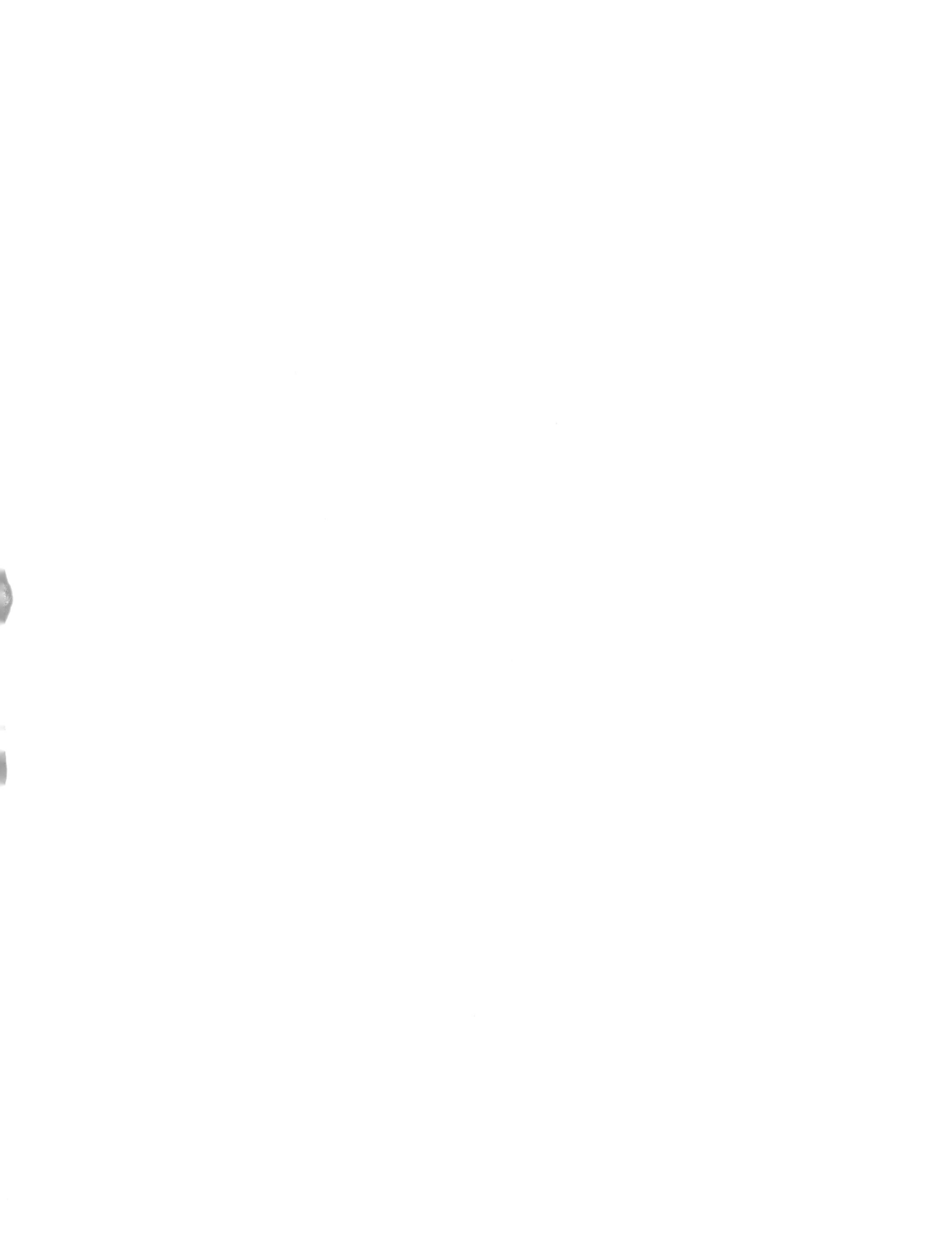

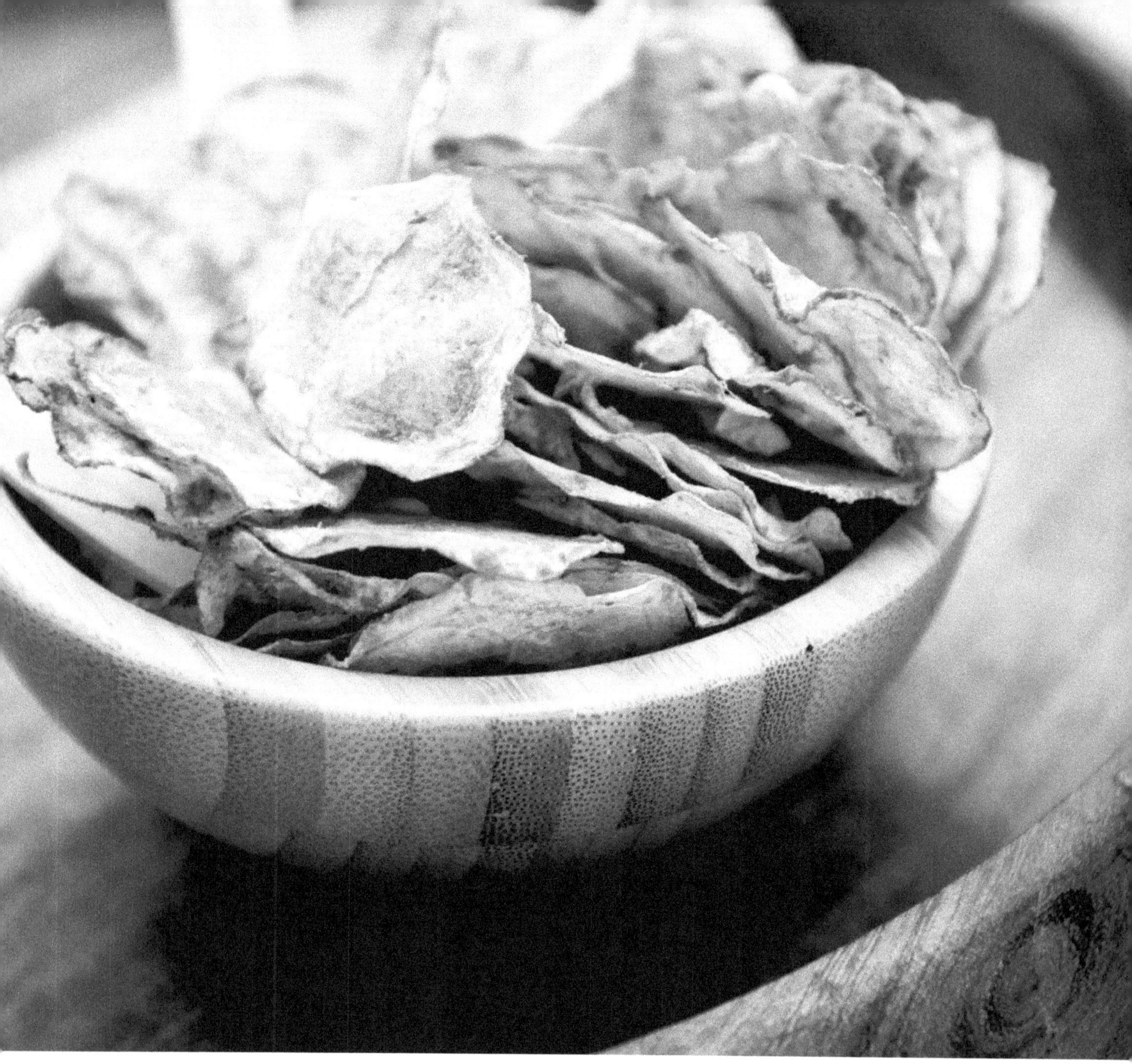

SUPPEN UND SNACK-REZEPTE

GEBACKENE ZUCCHINI-CHIPS

  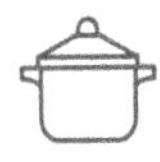

4 PORTIONEN   10 MINUTEN   20 MINUTEN

ANLEITUNGEN:

1. Den Ofen auf 220°C (425°F) vorheizen. Ein Backblech mit Pergamentpapier auslegen.
2. In einer Schüssel die geschnittenen Zucchini, das Olivenöl, das Knoblauchpulver, das getrocknete Basilikum und die salzfreie Gewürzmischung vermischen.
3. Die Zucchinischeiben gleichmäßig auf dem vorbereiteten Backblech verteilen.
4. 15-20 Minuten backen, bis die Chips goldbraun und knusprig sind.

ZUTATEN:

- 2 mittelgroße Zucchinis, in dünne Scheiben geschnitten
- 1 Esslöffel Olivenöl
- 1 Teelöffel Knoblauchpulver
- 1 Teelöffel getrocknetes Basilikum
- Salzfreie Gewürzmischung

NÄHRWERTANALYSE:

Kalorien: 78; Kohlenhydrate: 7 g; Fett: 7 g; Natrium: 18 mg; Eiweiß: 2 g

GEBRATENE KICHERERBSEN

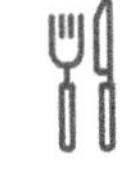  

4 PORTIONEN   5 MINUTEN   30 MINUTEN

ANLEITUNGEN:

1. Den Backofen auf 400°F (200°C) vorheizen. Ein Backblech mit Pergamentpapier auslegen.
2. In einer Schüssel die Kichererbsen, das Olivenöl, das geräucherte Paprikapulver, das Chilipulver und die salzfreie Gewürzmischung vermengen.
3. Die Kichererbsen gleichmäßig auf dem vorbereiteten Backblech verteilen.
4. 25-30 Minuten rösten, bis die Kichererbsen knusprig und goldbraun sind.

ZUTATEN:

- 1 Dose (15 oz) Kichererbsen, abgetropft und abgespült
- 1 Esslöffel Olivenöl
- 1 Teelöffel geräucherter Paprika
- 1 Teelöffel Chilipulver
- Salzfreie Gewürzmischung

NÄHRWERTANALYSE:

Kalorien: 132; Kohlenhydrate: 19 g; Fett: 5 g; Natrium: 12 mg; Eiweiß: 6 g

GEBACKENE SÜSSKARTOFFEL-POMMES

4 PORTIONEN

10 MINUTEN

30 MINUTEN

ZUTATEN:

- 2 mittelgroße Süßkartoffeln, in dünne Pommes frites geschnitten
- 1 Esslöffel Olivenöl
- 1 Teelöffel Paprika
- Salzfreie Gewürzmischung

ANLEITUNGEN:

1. Den Ofen auf 220°C (425°F) vorheizen. Ein Backblech mit Pergamentpapier auslegen.
2. In einer Schüssel die in Scheiben geschnittenen Süßkartoffeln, das Olivenöl, das Paprikapulver und die salzfreie Gewürzmischung miteinander vermengen.
3. Die Süßkartoffelscheiben gleichmäßig auf dem vorbereiteten Backblech verteilen.
4. 25-30 Minuten backen, bis die Pommes frites knusprig und goldbraun sind.

NÄHRWERTANALYSE:

Kalorien: 116; Kohlenhydrate: 27g; Fett: 7 g; Natrium: 10 mg; Eiweiß: 2 g

SNACK MIT APFEL UND ERDNUSSBUTTER

2 PORTIONEN

5 MINUTEN

0 MINUTEN

ZUTATEN:

- 2 mittelgroße Äpfel, in Scheiben geschnitten
- 2 Esslöffel natürliche Erdnussbutter
- 1 Teelöffel Zimt

ANLEITUNGEN:

1. Die Apfelspalten auf einem Teller anrichten.
2. Die Erdnussbutter in eine kleine Schüssel geben.
3. Den Zimt über die Erdnussbutter streuen.
4. Die Apfelspalten mit der Erdnussbutter-Zimt-Mischung als Dip servieren.

NÄHRWERTANALYSE:

Kalorien: 217; Kohlenhydrate: 29g; Fett: 14 g; Natrium: 4 mg; Eiweiß: 7 g

AVOCADO- UND TOMATENSALSA

4 PORTIONEN   15 MINUTEN   0 MINUTEN

ZUTATEN:

- 2 reife Avocados, gewürfelt
- 2 mittelgroße Tomaten, gewürfelt
- 1 mittelgroße rote Zwiebel, gewürfelt
- 1 Jalapeno-Pfeffer, entkernt und gehackt
- 2 Esslöffel gehackter frischer Koriander
- 1 Esslöffel Limettensaft
- Salzfreie Gewürzmischung

ANLEITUNGEN:

1. In einer mittelgroßen Schüssel die gehackten Avocados, Tomaten, roten Zwiebeln, Jalapeno-Pfeffer, Koriander, Limettensaft und die salzfreie Gewürzmischung vermengen.
2. Servieren Sie die Salsa als Dip zu Gemüse, Crackern oder Tortilla-Chips.

NÄHRWERTANALYSE:

Kalorien: 120; Kohlenhydrate: 12 g; Fett: 10 g; Natrium: 8 mg; Eiweiß: 2 g

DIP AUS GURKE UND JOGHURT

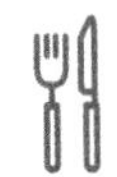  

4 PORTIONEN   10 MINUTEN   0 MINUTEN

ZUTATEN:

- 1 große Salatgurke, geschält und gerieben
- 1 Tasse normaler griechischer Joghurt
- 2 Knoblauchzehen, gehackt
- 1 Esslöffel Zitronensaft
- Salzfreie Gewürzmischung

ANLEITUNGEN:

1. In einer mittelgroßen Schüssel die geriebene Gurke, den griechischen Joghurt, den Knoblauch, den Zitronensaft und die salzfreie Gewürzmischung vermengen.
2. Servieren Sie den Dip als gesunden Snack mit Gemüse, Crackern oder Pita-Chips.

NÄHRWERTANALYSE:

Kalorien: 53; Kohlenhydrate: 7g; Fett: 3 g; Natrium: 50 mg Eiweiß: 12g

KAROTTEN-INGWER-SUPPE

  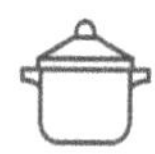

4 PORTIONEN   **15 MINUTEN**   **30 MINUTEN**

ZUTATEN:

- 2 Esslöffel Olivenöl
- 1 mittelgroße Zwiebel, gewürfelt
- 2 Knoblauchzehen, gehackt
- 2 Pfund Möhren, gehackt
- 1-Zoll-Stück Ingwer, gerieben
- 4 Tassen natriumarme Gemüsebrühe
- Salzfreie Gewürzmischung
- 1 Tasse ungesüßte Mandelmilch

ANLEITUNGEN:

1. In einem großen Topf das Olivenöl bei mittlerer bis hoher Hitze erhitzen.
2. Zwiebel und Knoblauch hinzufügen und etwa 5 Minuten kochen, bis sie weich sind.
3. Die Karotten, den Ingwer, die Gemüsebrühe und die salzfreie Gewürzmischung unterrühren.
4. Die Mischung zum Kochen bringen, dann die Hitze reduzieren und 25-30 Minuten köcheln lassen, bis die Karotten weich sind.
5. Pürieren Sie die Suppe mit einem Stabmixer oder einem normalen Mixer, bis sie glatt ist.
6. Die Mandelmilch einrühren und durchwärmen.
7. Die Suppe heiß servieren.

NÄHRWERTANALYSE:

Kalorien: 204; Kohlenhydrate: 21g; Fett: 14 g Natrium: 120mg Eiweiß: 4 g

PIKANTE SCHWARZE BOHNENSUPPE

4 PORTIONEN   **15 MINUTEN**   **25 MINUTEN**

ZUTATEN:

- 1 Esslöffel Olivenöl
- 1 mittelgroße Zwiebel, gewürfelt
- 2 Knoblauchzehen, gehackt
- 2 Dosen (je 15 oz) schwarze Bohnen, abgetropft und abgespült
- 4 Tassen natriumarme Gemüsebrühe
- 1 Dose (14,5 Unzen) fein gewürfelte Tomaten
- 1 Teelöffel Chilipulver
- 1 Teelöffel Kreuzkümmel
- Salzfreie Gewürzmischung
- ¼ Tasse gehackter frischer Koriander

ANLEITUNGEN:

1. In einem großen Topf das Olivenöl bei mittlerer bis hoher Hitze erhitzen.
2. Zwiebel und Knoblauch hinzufügen und etwa 5 Minuten kochen, bis sie weich sind.
3. Schwarze Bohnen, Gemüsebrühe, fein gewürfelte Tomaten, Chilipulver, Kreuzkümmel und salzfreie Gewürzmischung einrühren.
4. Die Mischung zum Kochen bringen, dann die Hitze reduzieren und 20-25 Minuten köcheln lassen.
5. Pürieren Sie die Suppe mit einem Stabmixer oder einem normalen Mixer, bis sie glatt ist.
6. Den gehackten Koriander unterrühren und durchwärmen.
7. Die Suppe heiß servieren.

NÄHRWERTANALYSE:

Kalorien: 197; Kohlenhydrate: 43 g; Fett: 6 g; Natrium: 120 mg; Eiweiß: 15 g

MINESTRONE-SUPPE

4 PORTIONEN   **15 MINUTEN**   **35 MINUTEN**

ZUTATEN:

- 1 Esslöffel Olivenöl
- 1 mittelgroße Zwiebel, gewürfelt
- 2 Knoblauchzehen, gehackt
- 2 mittelgroße Karotten, gehackt
- 2 Stangen Staudensellerie, gewürfelt
- 2 mittelgroße Tomaten, gewürfelt
- 1 Dose (15 oz) Kidneybohnen, abgetropft und abgespült
- 4 Tassen natriumarme Gemüsebrühe
- 1 Tasse gehackter Grünkohl
- 1 Teelöffel getrocknetes Basilikum
- Salzfreie Gewürzmischung
- ¼ Tasse kleine Nudeln, z. B. Ditalini oder Ellenbogenmakkaroni

ANLEITUNGEN:

1. In einem großen Topf das Olivenöl bei mittlerer bis hoher Hitze erhitzen.
2. Zwiebel und Knoblauch hinzufügen und etwa 5 Minuten kochen, bis sie weich sind.
3. Möhren, Sellerie, gehackte Tomaten, Kidneybohnen, Gemüsebrühe, Grünkohl, getrocknetes Basilikum und salzfreie Gewürzmischung unterrühren.
4. Die Mischung zum Kochen bringen, dann die Hitze reduzieren und 15-20 Minuten köcheln lassen, bis das Gemüse weich ist.
5. Die Nudeln einrühren und weitere 10 Minuten kochen, bis die Nudeln weich sind.
6. Die Suppe heiß servieren.

NÄHRWERTANALYSE:

Kalorien: 204; Kohlenhydrate: 43g; Fett: 7 g Natrium: 120mg Eiweiß: 12g

TOMATEN-GEMÜSE-SUPPE

4 PORTIONEN   **15 MINUTEN**   **25 MINUTEN**

ZUTATEN:

- 2 Esslöffel Olivenöl
- 1 mittelgroße Zwiebel, gewürfelt
- 2 Knoblauchzehen, gehackt
- 2 mittelgroße Karotten, gehackt
- 2 Stangen Staudensellerie, gewürfelt
- 2 mittelgroße Tomaten, gewürfelt
- 4 Tassen natriumarme Gemüsebrühe
- 1 Teelöffel getrocknetes Basilikum
- Salzfreie Gewürzmischung
- 2 Tassen gehackter Grünkohl
- 1 Tasse gekochte weiße Bohnen

ANLEITUNGEN:

1. In einem großen Topf das Olivenöl bei mittlerer bis hoher Hitze erhitzen.
2. Die Zwiebel und den Knoblauch hinzufügen und etwa 5 Minuten lang kochen, bis sie weich sind.
3. Möhren und Sellerie hinzufügen und weitere 5 Minuten kochen.
4. Die gehackten Tomaten, die Gemüsebrühe, das getrocknete Basilikum und die salzfreie Gewürzmischung einrühren.
5. Die Mischung zum Kochen bringen, dann die Hitze reduzieren und 15-20 Minuten köcheln lassen, bis das Gemüse weich ist.
6. Den Grünkohl und die weißen Bohnen unterrühren und weitere 5 Minuten kochen.
7. Die Suppe heiß servieren.

NÄHRWERTANALYSE:

Kalorien: 126; Kohlenhydrate: 32 g; Fett: 8 g; Natrium: 120 mg; Eiweiß: 9 g

CREMIGE BROKKOLI-SUPPE

 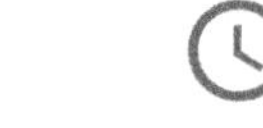 

4 PORTIONEN **15 MINUTEN** **25 MINUTEN**

ZUTATEN:

- 1 Esslöffel Olivenöl
- 1 mittelgroße Zwiebel, gewürfelt
- 2 Knoblauchzehen, gehackt
- 4 Tassen gehackte Brokkoliröschen
- 4 Tassen natriumarme Gemüsebrühe
- 1 Tasse ungesüßte Mandelmilch
- Salzfreie Gewürzmischung
- ¼ Tasse gehackte frische Petersilie

ANLEITUNGEN:

1. In einem großen Topf das Olivenöl bei mittlerer bis hoher Hitze erhitzen.
2. Zwiebel und Knoblauch hinzufügen und etwa 5 Minuten kochen, bis sie weich sind.
3. Den gehackten Brokkoli, die Gemüsebrühe und die salzfreie Gewürzmischung einrühren.
4. Die Mischung zum Kochen bringen, dann die Hitze reduzieren und 20-25 Minuten köcheln lassen, oder bis der Brokkoli weich ist.
5. Pürieren Sie die Suppe mit einem Stabmixer oder einem normalen Mixer, bis sie glatt ist.
6. Die Mandelmilch einrühren und durchwärmen.
7. Die gehackte Petersilie unterrühren und die Suppe heiß servieren.

NÄHRWERTANALYSE:

Kalorien: 126; Kohlenhydrate: 18g; Fett: 8g; Natrium: 120mg; Eiweiß: 5 g

LINSEN- UND GRÜNKOHLSUPPE

   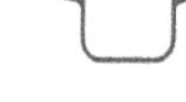

4 PORTIONEN **10 MINUTEN** **35 MINUTEN**

ZUTATEN:

- 1 Esslöffel Olivenöl
- 1 mittelgroße Zwiebel, gewürfelt
- 2 Knoblauchzehen, gehackt
- 1 Tasse getrocknete grüne Linsen
- 4 Tassen natriumarme Gemüsebrühe
- 2 Tassen gehackter Grünkohl
- 1 Teelöffel getrockneter Thymian
- Salzfreie Gewürzmischung

ANLEITUNGEN:

1. In einem großen Topf das Olivenöl bei mittlerer bis hoher Hitze erhitzen.
2. Die Zwiebel und den Knoblauch hinzufügen und etwa 5 Minuten lang kochen, bis sie weich sind.
3. Die Linsen, die Gemüsebrühe, den Grünkohl, den getrockneten Thymian und die salzfreie Gewürzmischung einrühren.
4. Die Mischung zum Kochen bringen, dann die Hitze reduzieren und 30-35 Minuten köcheln lassen, oder bis die Linsen weich sind.
5. Die Suppe heiß servieren.

NÄHRWERTANALYSE:

Kalorien: 228; Kohlenhydrate: 39g; Fett: 5g; Natrium: 120mg; Eiweiß: 15 g

SCHLUSSFOLGERUNG

DIE BEDEUTUNG EINER GESUNDEN ERNÄHRUNG:

Wie Sie sicher selbst feststellen konnten, wenn Sie es bis zum Ende dieses Kochbuchs geschafft haben, spielt die Ernährung eine wichtige Rolle für die allgemeine Gesundheit und das Wohlbefinden eines jeden Menschen. Ich selbst spüre seit mehr als der Hälfte meines Lebens die Vorteile einer bewussten Entscheidung für gesunde Alternativen zu den ungesunden Lebensmitteln, die die meisten Menschen in ihrer Ernährung zu sich nehmen. So sehr, dass ich nicht ein einziges Mal zurückgeblickt und die Entscheidung für eine gesunde, natrium- und fettarme Ernährung bereut habe. Ich habe gesehen, dass dies Wunder für mein Leben und das meiner Lieben bewirkt hat, und das ist der Hauptgrund, warum ich begonnen habe, meine Erfahrungen in Kochbüchern wie diesem zu sammeln.

Ich bin der festen Überzeugung, dass unser Wohlbefinden eng mit dem zusammenhängt, was wir konsumieren, und ich kann gar nicht genug betonen, wie wichtig dieser einfache Gedanke für das Leben jedes einzelnen Menschen auf dem Planeten Erde ist.

Eine Studie aus dem Jahr 2015 hat ergeben, dass mehr als 70 % der Krankheiten eng mit der Ernährung und dem Lebensstil zusammenhängen, was nur noch mehr bestätigt, dass es eine wirklich gute Idee ist, seine Ernährung zu verbessern und gesünder zu gestalten. Ernährung ist wirklich der Schlüssel zu einem Leben voller Freude, Gesundheit und Wohlbefinden für Körper und Geist.

Und jetzt, wo Sie Ihren neuen Dash-Lebensstil eingeführt haben und damit Ihre tägliche Natrium- und Fettzufuhr reduzieren, schlage ich vor, dass Sie weiterhin nach neuen und besseren Wegen suchen, um Ihre Ernährung und Ihre Gesundheit weiter zu verbessern.

Stellen Sie sich zunächst einige ganz einfache Fragen: Wie viel Wasser trinke ich pro Tag? Könnte/sollte ich mehr trinken? Nehme ich zu viel Zucker zu mir? Wie wirkt sich Zucker auf den Körper des Menschen aus? Gibt es gesündere Alternativen, die ich verwenden könnte? Was ist mit meinem Cholesterinspiegel? Esse ich zu viel Fett? Wie viel von dem, was ich esse, ist frisch und wie viel verarbeitet? Und so weiter...

Wenn Sie sich mit der Selbstbeobachtung schwer tun, sollten Sie die Hilfe eines Fachmanns in Anspruch nehmen. Es gibt viele wunderbare Ernährungsberater, die bereit sind, Ihre Ernährung mit einem klinischen Blick zu betrachten, um Ihnen zu helfen, besser zu verstehen, was wirklich für Ihren Körper funktioniert.

Wenn die Diagnose, die Sie erhalten, nicht Ihren Erwartungen entspricht, ist das gut! Das bedeutet, dass es zwar noch einiges zu tun gibt, aber auch noch Raum für Verbesserungen besteht.
Man muss vielleicht ein wenig herumprobieren und ein wenig umstellen, aber wenn Sie nicht aufgeben, um eine gesunde und schmackhafte Ernährung zu finden, werden Sie Ihr Ziel sicher erreichen!
Alles, was es dazu braucht, ist die Bereitschaft, ein wenig Unbehagen zu empfinden, einen offenen Geist und etwas Neugier. Die Inspiration steht vor der Tür, und damit auch der Moment, der Ihr Leben für immer verändern wird!

Bleiben Sie auf der Suche, seien Sie neugierig und aufgeschlossen für das Leben und die Möglichkeiten, die es bietet. Wenn Sie das Gefühl haben, dass Sie etwas besser machen können als das, was Sie jetzt tun, dann hören Sie hier nicht auf!

Es wird einige Mühe kosten, aber ich verspreche Ihnen, es wird sich lohnen.

Ich hoffe, dass dieses Kochbuch der Funke ist, der das Feuer der Veränderung entfacht, und dass diese Rezepte Ihnen helfen werden, Ihr Leben wieder in den Griff zu bekommen.

Geben Sie nicht auf, wenn Sie sich gesund ernähren wollen, Ihr zukünftiges Wohlbefinden hängt davon ab!

Ich segne Sie alle.

Oliver Marcus